INHALT

GESCHENK

"Das deutlichste Anzeichen von Weisheit ist anhaltend gute Laune." – Michel de Montaigne

Toll, dass Du in meinem Buch blätterst. Möchtest Du glücklicher werden und Stress abbauen? Möchtest Du topaktuelle Artikel und meine neuen Bücher für nur 99 Cent erhalten? Melde dich für meinen **Newsletter** an! Als Gegenzug erhältst Du das Buch: "**18 überraschende Gute-Laune-Tipps**" (60 Seiten).

Ja, ich möchte Buch & Newsletter (klick!)

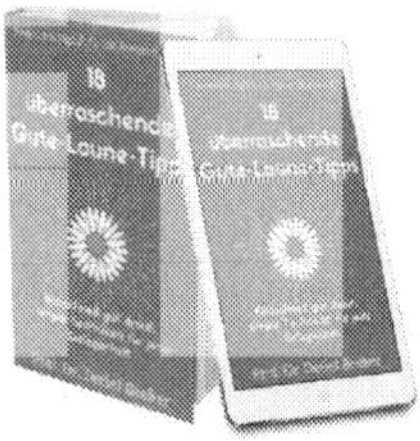

Erinnerst du dich noch, als Du das letzte Mal verliebt warst? War nicht plötzlich alles schön? Wie wundervoll der blaue Himmel aussah, mit seinen weißen Wolken. Sogar Regen konntest Du genießen. Was wäre, wenn Du diese gute Laune jederzeit haben könntest?

Worauf du dich in diesem Buch freuen kannst ...

- Drücke diese Körperstellen und Dein Stress löst sich auf, Deine gute Laune steigt und Deine Gesundheit verbessert sich.
- Diese bewährten Mental-Taktiken werden dich in **Sekunden in gute Laune** versetzen.
- Diese **geheimen Yoga-Techniken** lassen Deine gute Laune mühelos ansteigen.
- Welches **unbekannte Musikstück** ist, wissenschaftlich erwiesen, der beste Stresslöser?
- Was Du von James Bond lernen kannst und wie dies dir Entspannung und Selbstvertrauen gibt.
- Wie du dich in **10 Sekunden entspannen** kannst.
- Praktiziere diese verblüffende Technik und werde **frisch und vitalisiert**.
- Welche **Apps** sind die besten, um Deinen Stress zu lindern und dir Entspannung und Gelassenheit zu schenken?
- Der neuste Trend: Der **Fidget Cube** und wie er wirkt.
- Bonus: die **neue Generation** der *Gute-Laune-Techniken*

Und vieles mehr.

Lade dieses Buch **JETZT** ,runter, damit Du mithilfe

der besten Techniken garantiert mehr Freude, Gelassenheit und Glück haben wirst.

Ja, ich möchte Buch & Newsletter (klick!)

ÜBER DEN AUTOR

„Das Leben selbst ist dein Lehrer“ – Bruce Lee

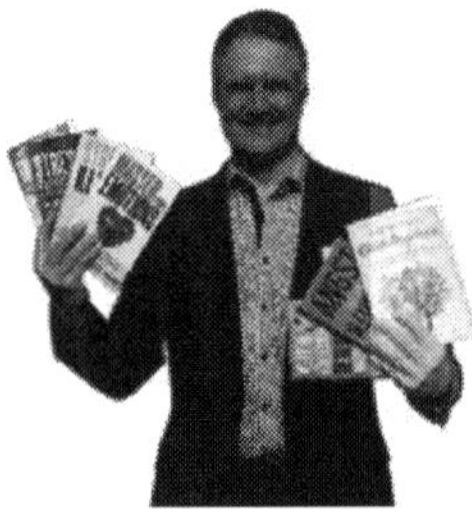

Internationaler Bestseller-Autor Prof. Dr. Detlef Beeker ist Glückswissenschaftler und Anti-Stress-Experte. Er forscht auf diesen Gebieten seit mehr als 20 Jahren und hat ein Dutzend Bestseller geschrieben, die in mehr als 10 Ländern gelesen werden. Detlef ist nicht nur Theoretiker, sondern auch Anwender: Unter anderem meditiert er seit über 20 Jahren.

Zu viele Selbsthilfe-Ratgeber geben dir große Ideen, zeigen aber nicht, wie sie konkret anwendbar sind. Detlef Beeker bietet in seinen Büchern praktische Methoden und Schritt-für-Schritt-Anleitungen, die Du sofort umsetzen kannst.

Besuche seine Webseite http://detlefbeeker.de/. Dort warten hilfreiche Tipps und Tricks auf dich sowie eine Aufmerksamkeit.

KAPITEL 1: DER GROSSMEISTER DER RESILIENZ

„Freiheit hat man nicht, wie etwas, was man auch verlieren kann, sondern Freiheit bin ich." – Viktor Frankl

Mein persönlicher Held

Resilienz bedeutet psychische Widerstandskraft. Ein resilienter Mensch, kann auch schwierige Situationen, wie Todesfälle in der Familie oder Scheidungen, ohne langfristige Beeinträchtigungen überstehen. Ich möchte dir am Anfang dieses Buchs meinen persönlichen Helden vorstellen. Seinen Mut und Resilienz haben mich sehr berührt. Es ist Viktor Frankl. Ich nenne ihn, und drücke damit meine Hochachtung aus, Großmeister der Resilienz.

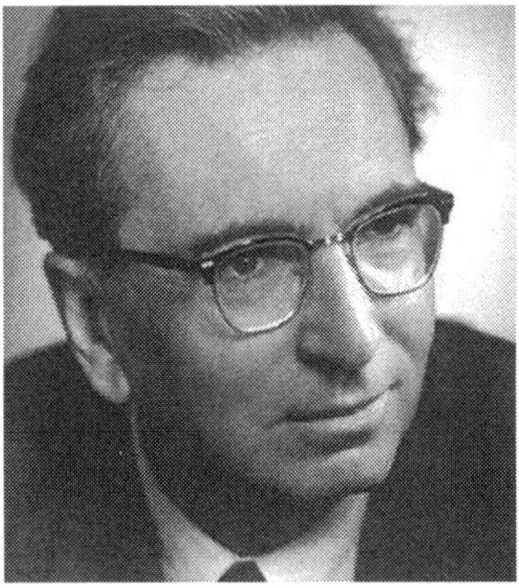

Dr. Viktor Frankl war einer der bekanntesten und einflussreichsten Psychotherapeuten des letzten Jahrhunderts. Er ist Begründer der Logotherapie. Viktor Frankl selbst war Jude und mehrere Jahre in verschiedenen Konzentrationslagern interniert. Er hat schwerste Bedingungen von Hunger, Demütigungen und Folter überlebt.

"Der Alltag der KZ-Häftlinge war bestimmt von einem System absoluter Herrschaft und Kontrolle, von Terror und Strafen, gestützt auf die Gefahr, jederzeit der grausamen und unberechenbaren Willkür der SS ausgesetzt zu sein. Durch die ständigen „Selektionen" und die allgegenwärtige Drohung, schon aus dem nichtigsten Anlass einfach totgeprügelt oder erschossen zu werden, sahen die Gefangenen permanent der eigenen Vernichtung entgegen. Das vorherrschende Prinzip von totalem Terror, willkürlichen Schikanen und Quälereien sollte ihren Willen brechen und sie gefügig machen, sich der strengen Lagerdisziplin bedingungslos zu unterwerfen."[1]

> *"Es gibt etwas, was ihr mir nicht nehmen könnt: meine Freiheit, wie ich auf das, was ihr mir antut, reagiere." – Viktor Frankl*

Im Konzentrationslager Theresienstadt kümmert sich Frankl um die psychologische Betreuung der Internierten. Er organisiert eine Einsatzgruppe, die sich der meist unter Schock stehenden Neuankömmlinge annahm. Nach seiner Befreiung plädierte er zeitlebens für Vergebung. Er sprach sich außerdem gegen eine Volksschuld der Deutschen insgesamt aus. Ich könnte noch seitenlang von seinem Mut und inneren Stärke schreiben. Solche Menschen geben Mut, dass wir unsere Herausforderungen ebenfalls meistern können.

Trotz seiner extremen Erlebnisse sagte er:

> *"Nicht das Problem macht die Schwierigkeiten, sondern unsere Sichtweise." – Viktor Frankl*

Er weist also daraufhin, dass wir in jeder Situation dem Schmerz entkommen können. Unsere Gedanken sind entscheidend. Diesem Ansatz werden wir in diesem Buch eine besondere Bedeutung schenken – später mehr dazu. Es ist übrigens auch die Grundlage der erfolgreichsten modernen Psychotherapie, und zwar der kognitiven Verhaltenstherapie.

Ein neuer Ansatz

Das Leben kann ein Kampf sein. Es ist voller Widrigkeiten: Zahnschmerzen, Alter, Rolfing-Behandlungen (mein netter ehemaliger Rolfingtherapeut möge mir verzeihen), Trennungen, Arbeitsplatzverlust und vieles mehr. Es sind aber nicht nur die großen Ereignisse, die großen Herausforderungen, die uns stressen, sondern die alltäglichen Dinge. Die vielen kleinen Stressoren, die an uns nagen wie Termiten. So sagen die bekannten Neurowissenschaftler Holm und Hollryod:

"Es stimmt zwar, dass große Lebensereignisse wie Scheidung, Konkurs oder der Tod des Ehepartners einen negativen Einfluss auf die Gesundheit und das psychische Wohlbefinden haben, aber es scheint, dass die kleinen täglichen Belastungen des Alltags langfristig einen noch größeren Einfluss ausüben."[2]

Deswegen nutzen wir in diesem Buch einen neuen Ansatz. Wir kümmern uns nicht nur um die großen Krisen, sondern auch um die kleinen Termiten. Was nützt es, große Herausforderungen zu meistern und an den kleinen, alltäglichen zu scheitern?

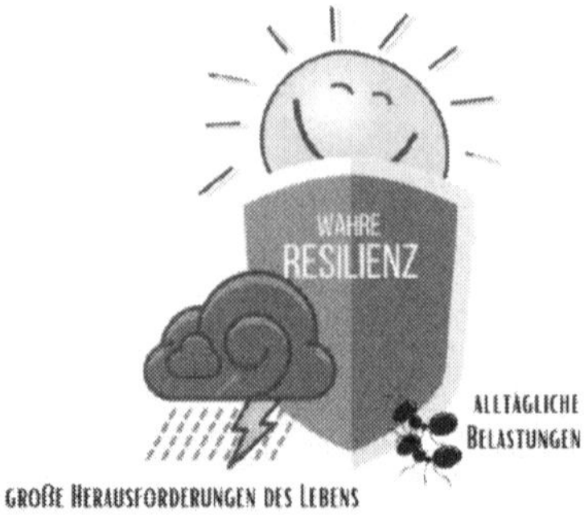

Resilienz bedeutet psychische Widerstandskraft gegenüber den Widrigkeiten des Lebens. Mentale Stärke auch im Angesicht des Sturms. Ich füge hinzu, auch im Angesicht der kleinen Luftzüge, die uns alltäglich umwehen.

Resilienz ist die Antidote von Stress. Hätten wir keinen Stress in unserem Leben, so müssten wir nicht resilient sein. Anders gesagt: Wenn wir also wahrhaft resistent werden möchten, dann geht es nicht nur um die großen Widrigkeiten des Lebens, wie Scheidungen, Todesfälle, Arbeitsplatzverlust, sondern auch die alltäglichen Stressoren, die uns manchmal gar nicht mehr auffallen: kleine Reibereien mit unserem Partner, Stress auf der Arbeit, zu spät kommen, und nicht zu vergessen unsere negativen Gedanken. Diesbezüglich hat die Telomere-Forschung[3] erstaunliches herausgefunden: Nicht nur, dass negative Gedanken negative Gefühle verursachen, negative Gedanken lassen uns schneller altern. Ein negativer Gedanke ist wie eine Mini-Dosis Stress. Es ist sozusagen die Mikroebene des Stresses.

Warum es so wichtig ist, resilient zu sein.

Resilienz ist das Gegenmittel zu Stress. Stress wird als *lautloser Killer* bezeichnet. Die sechs häufigsten Todesursachen sind: Herzkrankheiten, Krebs, Unfälle, Lungenkrankheiten, Leberzirrhose und Selbstmord. All diese Krankheiten besitzen einen direkten Zusammenhang zu Stress.[4] So erhöht Stress beispielsweise das Risiko eines Herzinfarktes um 2.100 %. Eine andere schockierende Zahl: Stress erhöht die Metastasenbildung bei einer Krebserkrankung um 3.000 %.[5] Stress lässt uns schneller altern, wir nehmen zu, unser Immunsystem wird geschwächt und Stress fördert eine Unmenge an Krankheiten.

Zu den negativen Effekten von Stress könnte man Hunderte von Seiten schreiben. Aber wir wollen nicht zu negativ sein. Man kriegt ja miese Laune, bei so vielen schlechten Nachrichten. An dieser Stelle ist nur wichtig zu wissen: Stress ist außerordentlich schädlich für unsere Gesundheit. Wir sollten Stress mit aller Macht vermeiden.

Weil Stress so schädlich ist, ist es wichtig, dass wir uns wappnen und resilient werden.

Die Strategie dieses Buchs

Ich habe das Buch so geschrieben, dass du's möglichst leicht hast, resistent zu werden. Ich rede nicht unnötig drumherum, sondern komme sofort zum Punkt. Die Techniken sind schnell zugänglich, und du kannst heute noch anfangen.

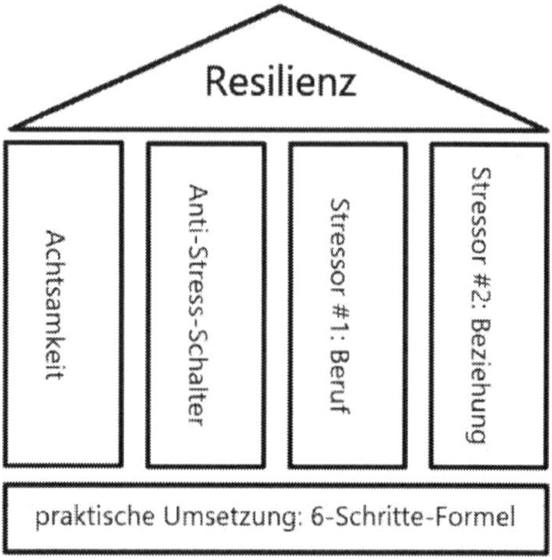

In diesem Buch geht es allein darum, dass du schnell und einfach resilient wirst und Stress aus deinem Leben verbannst. Deswegen gibt es viele schnell wirkende Techniken, die du sofort einsetzen kannst. Das System dieses Buchs ruht auf vier Säulen:

1. Säule: Das beste Heilmittel gegen Stress ist **Achtsamkeit**. Sie ist das Gegenteil von Stress. Unter Stress haben wir viele und negative Gedanken. Wir sind angespannt, unsere Atmung ist flach und wir haben eine beengte Wahrnehmung. Sind wir dagegen achtsam, so verlangsamen sich unsere Gedanken, wir entspannen uns, unsere Atmung wird tiefer und langsamer. Wir öffnen unsere Wahrnehmung. Aus diesem Grund ist Achtsamkeit ein so großartiges Gegenmittel gegen Stress. Deswegen wirst du in diesem Buch zehn bewährte und äußerst effektive Achtsamkeit-Techniken kennenlernen. Du kannst sie jederzeit und in jeder Lebenslage anwenden. Achtsamkeit ist einer der besten Möglichkeiten, um wirkliche Resilienz aufzubauen und Stress zu überwinden.

2. Säule: **Anti-Stress-Schalter**: Manchmal muss es schnell gehen. In akuten Stresssituationen ist es lebensnotwendig, dass wir einige Blitzmaßnahmen haben, die uns schnell aus dem Stress herausführen. In diesem Buch wirst du zehn dieser Soforthilfen finden.

3. Säule: Die dritte und vierte Säule befasst sich mit den am häufigsten vorkommenden Stress-Bereichen, und zwar Beruf und Beziehungen. Untersuchungen haben gezeigt, dass die beiden Bereiche, die am meisten Stress verursachen, unsere Arbeit und unsere Beziehungen sind. Dieses Buch zeigt dir die besten Techniken und Tricks, um mit den beiden Stress-vollsten Bereichen deines Lebens umzugehen. So fühlen sich 85 % aller Arbeitnehmer am Arbeitsplatz gestresst.[6] Das ist eine besorgniserregende Zahl. Wie ist es mit dir? Fühlst du dich durch deinen Job schon mal gestresst? Wenn ja, werden dir die zehn bewährten und genialen Techniken dieses Buchs garantiert weiterhelfen.

4. Säule: Beziehungs-Stress: Beziehungen können uns auch sehr stressen. Es ist der Bereich in unserem Leben, der uns nach unserem Job am meisten stresst. Läuft eine Beziehung gut, so können wir sehr viel Entspannung, Wohlbefinden und Unterstützung aus ihr gewinnen. Streiten wir uns viel, so ist das ein ständiger Stressfaktor. In diesem Buch geht es vor allem um partnerschaftlichen Beziehungs-Stress. Die allermeisten Taktiken und Tricks dieses Buchs lassen sich allerdings auch auf andere Beziehungen anwenden.

Das Fundament des Buchs ist die Umsetzung. Viele Bücher haben gute Techniken, aber oftmals wird man damit allein gelassen. Dabei ist die Umsetzung das Wichtigste. Ich kenne aus eigener Erfahrung, wie schwierig es ist, eine Technik langfristig anzuwenden. Dabei geht es in dem Fundament: Der 6-Schritte-Formel sie beruht auf neuesten wissenschaftlichen Erkenntnissen und machte es dir möglichst einfach, die Techniken dieses Buchs in dein Leben zu integrieren. Nur dadurch kannst du wahrhaft Resilienz werden.

Worauf du dich in diesem Buch freuen kannst …

- 10 einfache **Achtsamkeits**-Gewohnheiten und -Tricks, damit du deinem Stress ein für alle Mal Lebewohl sagst.

- **10 narrensichere Gewohnheiten**, um deinen Job zu entstressen.
- **10 geniale Gewohnheiten**, mit denen du Beziehungsstress loslässt und deine Partnerschaft aufblühen lässt.
- 10 einfache **Anti-Stress-Schalter, die** du drücken kannst, um Stress in Sekunden loszulassen.
- Die genaue **6-Schritte-Anleitung**, wie du effektiv Gewohnheiten bildest.
- Die **3 Techniken des Einsteins der Ehe** und wie du sie nutzt, um deine Beziehung zu retten.
- Diese geheime **Qi Gong-Technik** lässt deine Laune mühelos ansteigen.
- Stressabbau kann sogar **Spaß** machen, mit diesen 2 unbekannten Techniken.
- **5 pfiffige Apps**, um Stress im Job zu vermeiden.
- Stressabbau auf Knopfdruck durch die **SOBER-Technik.**
- Wie du mit dem **Gibberish-Trick** Stress abbaust und gute Laune kriegst.
- Wie du mit der geheimen **ABC-Methode** Unterbrechungen und Störungen im Job ein für alle Mal vermeidest.
- Wie du mit dem genial-einfachen **Mentastik-Trick** Stress loslässt.

... und vieles mehr.

Die Abkürzung zur Resilienz

Dieses Buch ist wie ein Buffet: Es gibt köstliche Speisen und fantastische Leckerbissen. Du kannst dieses Buch von vorne bis hinten durchlesen, musst es aber nicht. Wenn du heute noch anfangen möchtest, resilient zu werden, empfehle ich dir folgende Abkürzung:

1. Lese das Kapitel „Die 6-Schritte-Formel". Dieses Kapitel ist wichtig, damit du möglichst schnell und einfach die Techniken dieses Buchs in dein Leben bringen kannst. Folge den Schritten.

2. Dann lese das Kapitel „Vier Typen von Gewohnheiten". Dieses Kapitel hilft dir, Techniken und Methoden dieses Buchs auszuwählen.

3. Dann stöbere einfach in den weiteren Kapiteln. Wenn du Stress in deinem Berufsleben hast, dann schau dir unbedingt die Techniken #11 bis #20 an. Gibt es in deiner Beziehung Stress, dann werden dir die Taktiken #21 bis #30 sehr dienlich sein. Ansonsten stöbere in den Kapiteln herum, blättere sie durch oder lese quer. Deine Intuition wird sich zu den richtigen Techniken führen. Wähle dann gemäß dem ersten Schritt 3–4 Gewohnheiten aus.

Das war's schon! Gut gemacht, so kannst du heute noch anfangen mehr Resilienz in dein Leben zu bringen.

Kurze Zusammenfassung

- Resilienz ist die psychische Widerstandskraft. Wogegen widersteht sie? Gegen Stress! Wahre Resilienz bezieht sich sowohl auf große Herausforderungen, wie Arbeitsplatzverlust oder Trennungen, als auch die alltäglichen Belastungen.

- Stress ist ein lautloser Killer. Er hat unzählige negative Effekte auf unsere körperliche und geistige Gesundheit. Deswegen ist es wichtig, dass wir lernen, unseren Stress abzubauen und gut mit ihm umzugehen.

- Achtsamkeit ist das Gegenteil von Stress. Deswegen ist sie extrem wirksam, um Stress gesund abzubauen. In diesem Buch lernst du zehn bewährte Achtsamkeits-Taktiken kennen.

- Gegen akute Stresssituationen enthält dieses Buch zehn Soforthilfen.

- Die beiden Lebensbereiche, die uns am meisten Stress bereiten, sind unser Job und unsere Beziehungen. In diesem Buch werden insgesamt 20 Techniken, Tricks und Taktiken für diese beiden Bereiche bereitgestellt.

KAPITEL 2: DIE GUTE NACHRICHT: WIR SIND ROBOTER

"Die schlechten Gewohnheiten wollen wir, wie schlechte Menschen, die uns lange Zeit sehr geschadet haben, vollständig vertreiben." – Epikur

In diesem Kapitel ...

- Gewohnheiten bestimmen dein Leben: je mehr gute, desto besser dein Leben
- Gewohnheiten sind der Weg zum Erfolg und zum Glück
- 6 Schritte, wie du Gewohnheiten am einfachsten bildest
- 4 Typen von Gewohnheiten

Warum sind wir Roboter? Weil unser Leben von Gewohnheiten bestimmt ist. 90 % der Zeit laufen wir auf Autopilot: Unsere Handlungen sind automatisch und gewohnheitsmäßig. Warum soll das eine gute Nachricht sein? Weil wir unsere Gewohnheiten wählen können. Wir können solche aussuchen, die uns glücklich machen. Gewohnheiten sind eine großartige Sache, da sie mühelos sind. Wenn wir viele gute Gewohnheiten in unserem Leben haben, so haben wir mühelos ein gutes Leben. Deswegen ist es eine gute Nachricht. Wie das genau funktioniert, erfährst du in diesem Kapitel.

Das Ziel dieses Buchs ist es, deinen Stress abzubauen. Um das möglichst effizient tun zu können, schauen wir uns erst an, wie Stress entsteht.

- **Stressor**: Den Anfang des Stresses macht ein Stressor oder ein Stressauslöser. Zum Beispiel ist ein Mitarbeiter mit seinen neuen Aufgaben überfordert. Dies kann, muss aber nicht Stress auslösen. Es kommt nun darauf an, wie der Mitarbeiter reagiert.
- **Stressreaktionen, Gedanken und Gefühle**: Der Stressor lässt Gedanken entstehen, wie zum Beispiel: „Das schaffe ich

nie! Dafür bin ich doch gar nicht qualifiziert!" Diese Gedanken führen zu negativen Gefühlen wie Angst oder Frustration.

- **Stressreaktion Verhalten**: Unsere Gedanken und Gefühle in Verbindung mit dem Stressor führen zum Verhalten. Stressvolles Verhalten ist hektisches und schnelles Arbeiten, mangelnde Planung und Übersicht, nebenbei essen usw.
- **Stressreaktion Körper**: Der Stress manifestiert sich im Körper durch schnellen Herzschlag, Anspannung der Muskeln, Ausschüttung von Stresshormonen und so weiter.

Was bedeutet das nun für unseren Stressabbau? Gegen Stressoren können wir oft nichts tun. Die äußere Umwelt haben wir oft nicht unter Kontrolle. Wir können aber an unseren Gedanken, Gefühlen und Verhaltensweisen arbeiten. Darum geht es in diesem Buch. Ich stelle dir in diesem Buch 40 Techniken vor, die deinen Stress auslöschen werden. du musst nicht alle diese Aktionen in dein Leben integrieren, ein paar reichen aus. Nun ist es so, dass unsere Gedanken, Gefühle und Verhaltensweisen, wie wir mit Stress umgehen, nicht erst seit gestern existieren. Sie sind langfristig gewachsen, es sind Gewohnheiten.

Die Wahrheit ist, unser Leben läuft zu 90 % automatisch ab. D. h. unser Leben ist zu 90 % von Gewohnheiten bestimmt. Je mehr gute Gewohnheiten wir haben, desto stressfreier und glücklicher sind wir. Deswegen sollten wir möglichst viele positive Gewohnheiten in unser Leben bringen. In diesem Buch findest du 40 Gewohnheiten, die dein Leben zum Besseren verhelfen werden.

Wenn du deinen Stress abbauen möchtest, so helfen kurzfristige Aktionen meist auch nur kurz. Wenn du Stress aus deinem Leben langfristig verbannen möchtest, so musst du auch langfristig dagegen arbeiten.

> *"Die wichtigste Zutat zum Erfolg ist Persistenz."*

Wenn wir erfolgreich gegen unseren Stress vorgehen wollen, so müssen wir persistent sein. Wir müssen also durchhalten. Das hört sich schlimmer an, als es ist. Du musst nur ein paar Stellschrauben ändern. Ein paar deiner Gedanken und Verhaltensweisen optimieren. Das ist gar nicht zu schwer und ich werde dir im Folgenden zeigen, wie du das am leichtesten umsetzen kannst. Das Ziel ist es, dass du möglichst mühelos dein Leben änderst. Denn es sollte nicht anstrengend sein, denn das würde ja wieder Stress bedeuten. Stress mit Stress zu bekämpfen ergibt keinen Sinn. Besser ist es, Stress mit Entspannung und Mühelosigkeit in den Griff zu kriegen. Ich werde dir in diesem Buch zeigen, wie du das am besten machst.

Warum Gewohnheiten besser sind als Motivation

Schauen wir uns an, wie wir Ziele erreichen können. Angenommen du möchtest Stress in deinem Leben abbauen. Du wählst als Methode Meditation und nimmst dir vor, täglich 15 Minuten zu meditieren. So weit, so gut. Wie schaffst du es nun, täglich zu meditieren? Dazu gibt es drei Ansätze:

- **Motivation**: Der herkömmliche Ansatz ist, dass wir uns motivieren. Wir machen uns klar, dass es gut ist zu meditieren. Wir bauen ein positives Gefühl auf: „Heute habe ich so richtig Lust, zu meditieren!“ Das Problem: Motivation verschwindet meistens nach ein paar Tagen. Motivation ist ein Gefühl, d. h. es ist unzuverlässig. Manchmal möchten wir meditieren, manchmal nicht. Wenn wir uns also nur der Motivation überlassen, werden unsere Ergebnisse nicht sonderlich gut sein.
- **Disziplin und Willenskraft**: Disziplin bedeutet, dass wir eine Handlung durchführen, unabhängig von unserem emotionalen Zustand. Das bedeutet, auch wenn wir gerade keine Lust haben, zu meditieren, machen wir es trotzdem. Dafür benötigen wir Willenskraft. Für Willenskraft brauchen wir Energie. Das heißt, sie steht uns nicht unbegrenzt zur Verfügung. Im

Gegenteil: sie nimmt im Tagesablauf ab. Wir können Willenskraft zwar trainieren, trotzdem haben wir nur ein gewisses Potenzial. Die Erfahrung zeigt, es ist schwierig etwas langfristig durchzuhalten nur mithilfe der Willenskraft.

- **Gewohnheiten**: Gewohnheiten sind eine großartige Sache. Viele unserer täglichen Handlungen sind Gewohnheiten, sie laufen automatisch ab. Zähneputzen ist ein Beispiel, aber auch E-Mails prüfen oder ständig auf unser Handy zu schauen. Das Gute an Gewohnheiten ist, dass wir keine Willenskraft aufwenden müssen. Dazu ein Beispiel: angenommen du möchtest Sport in den Leben integrieren: *Jeden Tag 30 Minuten joggen*. Dies erfordert anfänglich eine Menge Motivation und Willenskraft. Ist aber Joggen erst einmal zur Gewohnheit geworden, so brauchst du keine Willenskraft mehr. Im Gegenteil, wenn du nicht joggst, fühlst du dich seltsam. Joggen ist zum Teil deines Lebens geworden.

Wenn wir es schaffen, viele gute Gewohnheiten in unser Leben zu bringen, so erschaffen wir mühelos ein besseres Leben. Wir müssen allerdings eine Durststrecke überwinden. Denn Gewohnheiten sind nicht über Nacht da. Wir müssen eine Aktion regelmäßig über einen gewissen Zeitraum durchführen, damit sie

> zur Gewohnheit wird. Wissenschaftler haben herausgefunden, dass Gewohnheiten zwischen 18 und 254 Tage brauchen, um sich herauszubilden.

Was ist nun also die Lösung? Wir setzen auf Gewohnheiten, nutzen aber auch die Vorteile von Motivation und Willenskraft bzw. Disziplin.

Die 6-Schritte-Formel, um Gewohnheiten zu bilden

Gewohnheiten sind also der mühelose Weg zum Erfolg. Wie genau etablierst du nun Gewohnheiten in deinem Leben? Dazu nutzt du sechs einfache Schritte:

1. Wähle Gewohnheiten aus: Später in diesem Buch wirst du eine Menge Gewohnheiten kennenlernen, die deinen Stress reduzieren werden. Leider können wir nicht alle sofort in unser Leben integrieren. Ich selbst kann mich schnell für ein Thema begeistern. Ich möchte am liebsten alles sofort umsetzen. Das klappt leider nicht. Bevor Aktionen zu Gewohnheiten werden, brauchen wir Willenskraft, um sie durchzuführen. Willenskraft ist Energie, d. h. sie verbraucht sich. Am Anfang des Tages haben wir mehr Energie als am Ende des Tages.

Wenn wir bspw. 20 neue Handlungen in unser Leben bringen möchten, brauchen wir für jede einzelne Handlung Willenskraft. So viel Willenskraft können wir nicht langfristig aufbringen.

Deswegen fange mit **drei oder maximal vier Gewohnheiten** an, die du in dein Leben integrierst. Mach zuerst eine lange Liste, von den Aktionen, die dir in diesem Buch gut gefallen haben. Sei ganz frei, es ist kein Problem, wenn es richtig viele sind. Dann aber nimm den Rotstift zur Hand und streiche.

Wähle ein paar Aktionen aus, die dir besonders wichtig sind: Drei oder maximal vier Gewohnheiten sind perfekt für den Anfang. Dies sind die Gewohnheiten, die du von jetzt an in den Leben aufnehmen möchtest.

Achte darauf, dass du zumindest eine **Grundpfeiler-Gewohnheit** ausgewählt hast. Was das ist? Das erfährst du im nächsten Kapitel. Am besten ist es, wenn deine Gewohnheiten gut durchmischt sind. Du kannst beispielsweise eine *Grundpfeiler*-, eine *Mindset*- und eine *Mikro*-Gewohnheit auswählen. Oder du nimmst noch eine *Unterstützungs*-Gewohnheit hinzu.

***Tipp**: Wenn du dir nicht sicher bist, welche Gewohnheiten du auswählen sollst, empfehle ich dir die Gewohnheiten #1, #2 und #3. Es sind zwei Grundpfeiler-Gewohnheiten und eine Mindset-Gewohnheit. Sie sind sehr wirkungsvoll und du solltest für den Anfang mindestens eine von ihnen in deinen Alltag integrieren.*

2. Verpflichte dich zu 30 Tagen: Nimm dir vor,

die 3 Gewohnheiten, die du ausgewählt hast, mindestens 30 Tage durchzuführen. Warum 30 Tage? Danach sind diese Handlungen schon zum großen Teil zu Gewohnheiten geworden. Wie gesagt, Handlungen brauchen zwischen 18 und 254 Tagen, um Gewohnheiten zu werden. Dies hängt vor allem davon ab, wie viel Aufwand sie erfordern. Täglich 90 Minuten Sport zu machen dauert länger, damit es eine Gewohnheit wird, als 5 Minuten zu meditieren. Die Gewohnheiten in diesem Buch sind nicht sonderlich aufwendig. Das bedeutet: Nach 30 Tagen sind sie sicherlich schon zu 80 % eine Gewohnheit geworden.

Ein paar Tipps, wie du dich besser festlegen kannst:

Lege dich fest mit StickK.com: Bei dieser Seite geht es darum, dir noch einen zusätzlichen Motivationsschub zu geben, um Gewohnheiten aufzubauen. Beispielsweise möchtest du ab morgen täglich joggen. Du hast bei *StickK.com* die Möglichkeit Geld einzuzahlen. du verlierst dein Geld, wenn du nicht täglich joggst. Das kann sehr motivierend sein. Es sollte ein Betrag sein, der schmerzt, falls du ihn verlierst. Also nicht fünf Euro, sondern eher 200 €. Die Webseite *StikK.com* ist gut gemacht. Es gibt dort noch andere Möglichkeiten, sich festzulegen. Schaue dir die Seite an – es lohnt sich.

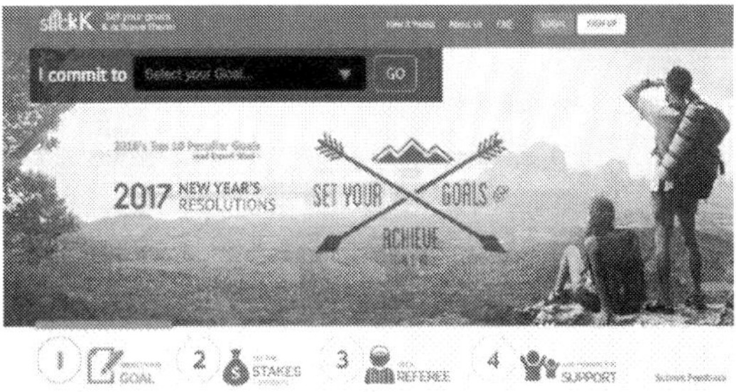

Motivation: Du möchtest Stress verhindern. Warum? Wenn du dir immer wieder deine Gründe bewusst machst, so ist dies eine andauernde Quelle der Motivation. Es gibt zwei Arten der Motivation:

- **Negative Motivation**: Das ist übrigens nichts Schlechtes. Es bedeutet, dass du etwas vermeiden möchtest. Vielleicht möchtest du verhindern, krank zu werden, deinen Job zu verlieren oder Ängste zu verstärken. Das kann oft einen starken Antrieb darstellen. Überlege, welche negativen Gründe du hast.
- **Positive Motivation**: Das bedeutet, du möchtest etwas erreichen. Also nicht Stress abbauen, sondern Achtsamkeit aufbauen, zufriedener oder gesünder werden.

Deine Aufgabe ist nun, dass du ein Blatt Papier nimmst und ohne innere Zensur alle Gründe aufschreibst, die dir einfallen. Du kannst es selbstverständlich auch auf deinem Notebook machen. Wichtig ist, dass du es frei machst, ohne innere

Zensur. Lass es fließen. Es muss nicht geordnet sein. Schreib einfach drauflos.

Nun hast du vielleicht ein ganzes Blatt oder sogar zwei vollgeschrieben. Suche dir nun die fünf wichtigsten Gründe heraus. Du kannst natürlich später die Gründe noch ändern. Wenn du nun Motivationsprobleme hast, kannst du dir diese Gründe vor Augen führen. Du kannst sie an deinen Kühlschrank hängen, kannst sie in dein Handy eingeben und dir regelmäßig anzeigen lassen oder du kannst sie morgens nach dem Aufstehen aufsagen. Du kannst sie auch als Affirmation benutzen: Das bedeutet, wenn du gerade keine Motivation hast, dann führst du dir diese fünf Gründe vor Augen.

3. Überwinde das Nr.-1-Hindernis: Was ist das Nummer-1-Hindernis? Vergessen! Die Gewohnheiten in diesem Buch sind kleinere Handlungen. Sie dauern meist nicht lange. Deswegen ist es einfach, sie zu vergessen, denn sie sind ja noch nicht Bestandteil unseres Lebens.

Angenommen du entscheidest, die Gewohnheit „Löschtaste" zu etablieren. Das ist eine Gedanken-stopp Technik. D. h. jedes Mal, wenn du negative Gedanken hast, wendest du diese Übung an. Sie dauert nur ein paar Sekunden. Am ersten Tag wendest du sie regelmäßig an. Am zweiten Tag vielleicht auch noch. Am dritten Tag vergisst du es schon öfters. Und so geht es weiter, bis du nach spätestens einer Woche, diese Übung gar nicht mehr anwendest. Du vergisst sie einfach. Das ist übrigens ganz normal. Deswegen müssen wir dem vorbeugen.

Wenn eine Aktion erst einmal eine Gewohnheit geworden ist, werden wir sie nicht mehr vergessen. Oder vergisst du das abendliche Zähneputzen? Welche Möglichkeiten gibt es nun, dem Vergessen entgegenzuwirken? Im Folgenden einige bewährte Tipps:

- **Erinnerungs-App**: Es gibt einige Apps, die entweder zu bestimmten Tageszeiten oder in bestimmten Intervallen erinnern. Ich benutze *ReDo Reminder* für Android. Diese App gewinnt sicher keinen Schönheitspreis, ist aber praktisch und einfach zu bedienen. Mit dieser App kannst du dich an die Gewohnheiten erinnern lassen.

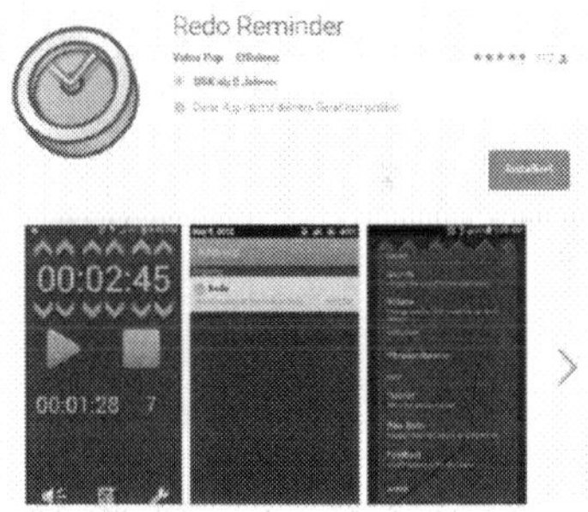

- **Verknüpfen mit bestehenden Gewohnheiten**: Eine Möglichkeit besteht darin, dass du die Aktionen mit anderen Gewohnheiten verknüpfst. Du kannst sie sogar mit negativen Gewohnheiten verbinden: In diesem Fall bietet es sich an, dass du die Techniken mit Stresssituationen verknüpfst. Zum Beispiel kannst du jedes Mal, wenn dein Partner an dir rumnörgelt, eine Achtsamkeits-Technik, wie Gewohnheit #1 SOBER, anwenden.

- **Gewohnheiten stapeln**: Diese Technik ist von Steve Scott vorgeschlagen worden. Gewohnheiten stapeln bedeutet, dass wir mehrere Gewohnheiten zur gleichen Zeit durchführen.
  Schau dir beispielsweise meine Morgenroutine an: ich stehe auf und mache "Öl ziehen". Das ist eine alte Reinigungstechnik. Danach putze ich mir die Zähne. Anschließend trinke ich Wasser mit dem Saft einer halben Zitrone. Dann mache ich eine kurze Visualisierung und meditiere.

Es ist nicht möglich, dass ich einen der Schritte vergesse. Ich fange mit dem Öl ziehen an, und automatisch werden alle anderen Handlungen ebenfalls durchgeführt. Gewohnheiten stapeln ist eine praktische Sache.
Leider können wir es nicht bei allen Gewohnheiten anwenden, da wir einige Gewohnheiten fallweise anwenden. Es nützt nicht so viel, wenn wir in unserer Morgenroutine einmal eine kurze Achtsamkeits-Technik machen. Achtsamkeitstechniken dauern nur einige Sekunden und sind dafür geeignet, sie immer mal wieder im Alltag zu verwenden. Deswegen sind sie für Gewohn-

heiten stapeln nicht geeignet.

- **Visualisierung des idealen Tages**: Ferner ist eine sehr wirkungsvolle Technik, deinen **idealen Tag zu visualisieren.** Du kannst das direkt nach dem Aufwachen machen, wenn du noch im Bett liegst. Vorausgesetzt, du bist nicht zu schlaftrunken. Wenn du zu schläfrig bist, so trinke ein großes Glas Wasser oder dusche erst.

Visualisierung des idealen Tages

Ziel: Motivation aufbauen und erinnern

Technik: Du stellst dir vor, wie du die Handlungen (Gewohnheiten), die du dir herausgesucht hast, machst. Am besten ist es, wenn du dir vorstellst, dass du die Gewohnheiten mit Freude durchführst.

Wie lange? Wie oft? Täglich morgens für 2 – 3 Minuten.

Vertiefende Hinweise:

- **Visualisiere Verknüpfungen**: Zum Beispiel: Du hast dir vorgenommen, eine Achtsamkeits-Technik jedes Mal zu machen, wenn du auf dein Handy schaust. Nun stellst du dir das vor: Du schaust auf dein Handy, steckst es dann in deine Tasche, richtest dich auf und führst die Technik durch.

- **Erfolgreich**: Stelle dir vor, wie du die Technik mit Freude und achtsam machst und dabei erfolgreich bist.

- **Keine Grenzen**: Du kannst natürlich auch andere Dinge visualisieren. Vielleicht hast du ein Gespräch mit deinem Chef, was dich jetzt schon stresst. Stelle dir vor, wie dieses Gespräch optimal abläuft. Du kannst auch Szenarien durchspielen: Zum Beispiel, dass du gelassen und souverän darauf reagierst, wenn dein Chef dich kritisiert. Oder du hast einen Termin beim Zahnarzt. Du kannst dir vorstellen, wie du entspannt mit dieser Situation umgehst.

- **Visualisieren mit allen Sinnen**: Stelle dir die Situation möglichst genau vor. Was siehst du, was riechst du und, wenn es geht, was schmeckst du? Je genauer du visualisiert, desto stärker ist der Effekt. Mach dir dabei aber keinen Stress. Manchmal fällt es schwer, zu visualisieren. Mach es so gut es geht, es hat auf jeden Fall eine Wirkung.

4. **Kleine Schritte**: Ändere nicht zu viel auf einmal. Nimm dir nur kleine Veränderungen vor. Wenn du beispielsweise Meditation als Gewohnheit etablieren möchtest, so fange mit ein paar Minuten an. Nimm dir nicht direkt vor, täglich 30 Minuten zu meditieren. Gewohnheiten lassen sich besser einführen, wenn es kleine Veränderungen sind. Wichtig ist, dass du jeden kleinen Fortschritt positiv siehst. Also nicht: „Mist, heute habe ich nur 3 Minuten meditiert. Warum habe ich nur so wenig geschafft?" Besser ist es, jeden kleinen Erfolg zu feiern: „Ich habe heute meditiert! Das habe ich gut gemacht!"

5. **Belohne dich für Meilensteine**: Du kannst den Prozess, Gewohnheiten zu bilden, interessanter gestalten, wenn du Meilensteine einführst. Ein erster wichtiger Meilenstein ist die *30-Tage-Verpflichtung*. Wenn du die neue Gewohnheit 30 Tage lang durchgehalten hast, solltest du dich belohnen. Du kannst dir ein dickes Eis gönnen, viel-

leicht eine Massage? Die Belohnung sollte dich tatsächlich motivieren. Dann geht's zum nächsten Meilenstein. Der nächste Meilenstein könnte beispielsweise sein, dass du die neue Gewohnheit noch mal 30 Tage lang durchhältst.

6. Neue Gewohnheiten: Führe immer weiter neue Gewohnheiten ein. Wenn du Gewohnheiten 30 Tage lang durchgehalten hast, kannst du anfangen, neue zu bilden. Gewohnheiten sind die Fundamente des Lebens. Unser gesamter Alltag besteht aus Gewohnheiten. Je mehr davon positive Gewohnheiten sind, desto besser ist unser Leben.

Das waren die sechs Schritte. Sie sind bewährt und effektiv. Probiere sie aus. Dadurch kannst du leicht und mühelos neue Gewohnheiten etablieren. Wichtig ist, dass du dir dabei möglichst wenig Stress machst. Wenn du dich anstrengst, versuche achtsam zu sein und schaue, woher die Anstrengung kommt. Alle Gewohnheiten dieses Buches sind an sich mühelos. Falls du sie als anstrengend empfindest, so liegt das an inneren Widerständen gegen diese Handlung. Vielleicht denkst du dir: „Ach nee, nicht schon wieder eine Atemtechnik, da habe ich jetzt keine Lust zu." Das ist nur zu menschlich. Neue Handlungen einzuführen, kann manchmal mit Widerständen einhergehen. Das fühlt sich dann anstrengend an, ist es aber eigentlich nicht. Das beste Gegenmittel: Achtsamkeit. Beobachte deine Gedanken und Widerstände, und kehre zur Mühelosigkeit zurück.

4 Typen von Gewohnheiten (jede ist wichtig)

Es gibt verschiedene Typen von Gewohnheiten. Jede Gewohnheit ist auf seine Art wichtig. Bei jeder einzelnen Gewohnheit ist immer angegeben, um welchen Typ es sich handelt. Dies gibt dir eine Orientierung bei der Auswahl der Gewohnheiten.

- **Grundpfeiler-Gewohnheit**: Dies sind besonders wichtige Aktionen oder Gewohnheiten. Das bedeutet, sie haben besonders weitreichende und positive Effekte. Zum Beispiel „Meditation". Es gibt unzählige Studien, die nachweisen, dass Meditation viele positive Effekte auf Körper und Geist hat. Es ist also eine gute Idee, diese Gewohnheit in dein Leben zu etablieren.
- **Mindset-Gewohnheit**: Hierbei geht es um unsere Einstellung zu einer bestimmten Situation. Zum Beispiel die Gewohnheit: „Nehme gute Gründe an". Dies ist eine Gewohnheit für Beziehungen. Oftmals wenn wir uns streiten, nehmen wir das schlechteste von unserem Partner an. Dadurch wird der Streit oft noch verstärkt. Nehmen wir dagegen gute Gründe an, so haben wir mehr Mitgefühl und Verständnis. Wir haben also eine andere Einstellung zu dieser Situation. Es ist gut, sich dies anzugewöhnen.

- **Unterstützungs-Gewohnheiten**: Dies sind Gewohnheiten, die andere Gewohnheiten oder unsere Ziele unterstützen. Zum Beispiel die Gewohnheit: „Eigene Unterbrechungen vermeiden". Hier nutzen wir Apps oder andere Techniken, damit wir konzentrierter arbeiten können. Wir lassen uns sonst zu leicht von Facebook oder unserem E-Mail-Postfach ablenken. Diese Gewohnheit unterstützt also stressfreies Arbeiten.
- **Mikro-Gewohnheiten**: Dies sind besonders kurze Gewohnheiten, die du leicht in deinen Alltag integrieren kannst. Zum Beispiel „die Löschtaste". Dies ist eine wirkungsvolle Gedanken-Stopp-Übung. Sie dauert nur ein paar Sekunden und du kannst sie jederzeit einsetzen.

Warum ist die Unterscheidung von Gewohnheiten wichtig? Du kannst die verschiedenen Typen für die Auswahl der Gewohnheiten nutzen. Am besten ist, wenn du eine bunte Mischung von Typen hast.

Kurze Zusammenfassung

- Die Erfolgsformel ist: kleine Änderungen langfristig durchhalten. Anders gesagt, Gewohnheiten sind der Weg zum Erfolg. Unser ganzes Leben ist durch unsere Gewohnheiten bestimmt. 90 % unserer Handlungen sind automatisch, also Gewohnheiten. Die Frage ist, haben wir gute oder schlechte Gewohnheiten? Je mehr gute, desto besser ist unser Leben.

- Deswegen ist es eine besonders gute Idee, wenn du möglichst viele positive Gewohnheiten in dein Leben integrierst. Dieses Buch enthält 40 tolle Gewohnheiten, die dein Leben von Stress befreien werden.
- Der 6-Schritte-Prozess zeigt dir genau, wie du möglichst effektiv und mühelos Gewohnheiten in dein Leben bringst.
- Es gibt vier unterschiedliche Arten von Gewohnheiten. Alle sind für sich gesehen wichtig. Du solltest also einen guten Mix dieser verschiedenen Typen von Gewohnheiten auswählen.
- Die Gewohnheiten #1 bis #3 sind meine Empfehlung.

BONUS: ATEM-MEDITATION

Die Atem-Mediation ist die bekannteste Meditationsform. Sie ist sehr einfach und gleichzeitig wirkt sie ungemein entspannend. Du kannst eine geführte Audio-Meditation, die vom Autor persönlich gesprochen wurde unter folgendem Link vollkommen gratis herunterladen:

https://detlefbeeker.de/atemmeditation

Warum mache ich das? Ich bin ein großer Fan von Meditation. Es gibt tausende von Studien, die viele Vorteile von Meditation belegen. Ich selbst meditiere seit über 20 Jahren. Ich wünsche mir von Herzen, dass du Meditation in dein Leben integrierst. Damit es dir möglichst einfach fällt, habe ich diese geführte Meditation aufgenommen und stelle sie dir gratis zur Verfügung.

KAPITEL 3: ACHTSAMKEIT IST EINE EIERLEGENDE WOLLMILCHSAU (#1 BIS #10)

"Wenn eine glückselige Stimmung über mich kommt und ich barfuß über duftendes Gras gehe, vergessen wilde Vögel manchmal ihre Vorsicht und begleiten mich.
Wenn die Landschaft mein Herz erfreut und ich meinen Kragen öffne und still unter fallenden Blüten sitze, versammeln sich langsam die weißen Wolken über mir, ohne ein Wort zu sagen."
Huancho Daoren

In diesem Kapitel ...

- Was ist Achtsamkeit und warum wirkt es so gut gegen Stress?
- Was sind sonstige Vorteile von Achtsamkeit?
- 10 geniale Achtsamkeits-Techniken

Warum Achtsamkeit verblüffend wirksam ist

In diesem Kapitel befassen wir uns mit Achtsamkeit. Ich werde dir vorstellen, was Achtsamkeit ist und warum es ein so großartiges Gegenmittel gegen Stress ist. Weiterhin wirst du zehn grandiose Achtsamkeitstechniken kennenlernen, von denen du unbedingt einige in dein Leben integrieren solltest. Viele Studien haben gezeigt, dass Achtsamkeit ein sehr starkes Mittel gegen Stress ist. Deswegen widme ich dieser Medizin ein ganzes Kapitel. Viele neue Therapieformen wie ACT (Acceptance and Commitment Therapy) oder MBSR (Mindfulness Based Stress Reduction) arbeiten mit Achtsamkeit.

Was ist Achtsamkeit?

Achtsamkeit bedeutet, dass wir unsere Aufmerksamkeit auf das richten, was hier und jetzt ist. Soweit es geht, sind wir dabei nicht wertend und akzeptieren das, was ist.

"Achtsamkeit bedeutet, auf eine bestimme Weise aufmerksam zu sein; bewusst, im gegenwärtigen Augenblick und ohne vorschnell zu urteilen."
Jon Kabat-Zinn

Warum eigentlich hilft Achtsamkeit gegen Stress?

Eine gute Frage. Achtsamkeit ist sozusagen das Gegenteil von Stress, es ist das universelle Heilmittel. Stress wirkt gegen ...

- **Stressvolle Gedanken**: Stress ist durch negative Gedanken begleitet: „Ich schaffe das nicht! Das ist zu viel für mich, warum lädt mein Chef seinen Müll immer bei mir ab?" Solche Gedanken erschaffen den Stress häufig erst. Bei der Achtsamkeit errichten wir unsere Aufmerksamkeit weg von unseren Gedanken hin auf das Hier und Jetzt. Unsere negativen Gedanken verlieren an Kraft. Unser Stress wird abgebaut.
- **Stressvolle Gefühle**: Stress führt zu unangenehmen Gefühlen, wie Ängste, Sorgen, das Gefühl der Überlastung usw. Sind wir achtsam so entschleunigen wir unser System. Wir nehmen unseren negativen Gedanken die Kraft. Unser Körper und Geist kann sich entspannen, negative Gefühle werden abgebaut. Sind wir achtsam, so

können wir zudem negative Gefühle gleich am Anfang bekämpfen. Sind die unachtsam und gestresst, so bemerken wir beispielsweise ein Angstgefühl erst, wenn es schon stark ist. Sind wir achtsam, so registrieren wir die Angst bereits in ihrem Entstehen. Es ist viel leichter, ein schwaches Gefühl zu bekämpfen als ein intensives.

- **Anspannung**: Bei Stress spannen wir unseren Körper an. Deswegen haben wir Verkrampfungen und Kopfschmerzen etc. Durch Achtsamkeit können wir bewusst entspannen. Dies hilft bei Stress.
- **Stressvolle Verhaltensweisen**: Wenn wir gestresst sind, sind wir hektisch, wir machen mehrere Dinge zur gleichen Zeit. Es ist, als ob die Zeit schneller vorbeigeht. Durch Achtsamkeit entschleunigen wir die Situation. Wir essen nicht und bedienen gleichzeitig unser Handy. Nein, wir machen achtsam nur eine Sache. Ferner sind wir allgemein unserer Verhaltensweisen bewusster. So können uns leichter Handlungen auffallen, die Stress verursachen können.

Kevin hatte Stress auf der Arbeit. Er war so jemand, dem es schwerfiel, pünktlich zu sein. Er wollte um acht auf der Arbeit sein, war aber immer ein paar Minuten zu spät. Das an sich machte nichts, aber er musste sich hetzen und sehr anstrengen, um nicht noch später zu kommen. Dies bereitete ihm Stress. Er bemerkte diese ungünstige Verhaltensweise allerdings nicht. Erst als er sich mit seinem Stress und Achtsamkeit auseinandersetzte, fiel ihm diese Verhaltensweisen auf. Konnte dies dann leicht ändern, indem er einfach 10 Minuten früher aufstand. Oftmals lässt sich Stress durch einfache Maßnahmen verhindern.

- **Verengte Wahrnehmung**: Stress verengt unsere Wahrnehmung. Wir bekommen einen Tunnelblick. Durch Achtsamkeit wird unser Wahrnehmungsfeld erweitert. Wir nehmen die ganze Umgebung und Situation wahr. Dies wirkt entspannend und entstressend.

Schauen wir uns nun an, welche Vorteile Achtsamkeit noch hat. Achtsamkeit ist wirklich eine "eierlegende Wollmilchsau".

Welche Vorteile hat Achtsamkeit?

Achtsamkeit hat eine Menge von wissenschaftlich belegten Vorteilen:[7]

1. Achtsamkeit wirkt gegen Grübeln: Denken ist normal. Grübeln ist allerdings zu viel des Guten: Es verursachte negative Gefühle und im schlimmsten Fall sogar Depressionen. Es kann süchtig machen. Wenn man grübelt, denkt man ständig und ständig über die gleiche Sache nach.

Man kommt nie zu einem Ende oder zu einem sinnvollen Ergebnis. Achtsamkeit kann dieses exzessive Denken überwinden. Studien haben gezeigt, dass Achtsamkeit Grübeln und Depressionen deutlich reduziert.[8]

2. Achtsamkeit reduziert Stress: Das Stress-Hormon Cortisol wird durch Achtsamkeit deutlich reduziert. Auch dies wurde in Studien festgestellt.[9]

3. Achtsamkeit verbessert Gedächtnis, Konzentration und Leistungsfähigkeit: Auch hier haben Studien gezeigt, dass Gedächtnis, Konzentration und Leistungsfähigkeit durch Achtsamkeit verbessert werden. Studenten, die Achtsamkeit trainierten, zeigten bessere Leistungen als „normale" Studenten. Es wurde sogar festgestellt, dass der präfrontale Kortex, das ist der vordere Teil unseres Gehirns, durch Achtsamkeit dicker wird. Dieser Teil des Gehirns, ist für die höheren Funktionen, wie Bewertungen usw. zuständig.[10]

4. Achtsamkeit verbessert unsere Gelassenheit: Wenn wir Achtsamkeit trainieren, reagieren wir nicht zu stark auf Stressoren. Gefühle wie Ärger und Wut werden gezügelt. Das bedeutet, in Stresssituation können wir entspannter und gelassener reagieren.[11]

5. Achtsamkeit fördert kognitive Flexibilität: Kognitive Flexibilität bedeutet, dass wir uns gedanklich leichter an Situationen anpassen können. Wir bleiben also nicht in unseren festgefahrenen Gedankenmustern hängen, sondern reagieren flexibel und offen auf veränderte Umstände.[12]

6. Achtsamkeit fördert glückliche Beziehungen: Eine Studie der Universität in North Carolina zeigte, dass Meditationen Beziehungen verbessert. Paare waren in der Lage, Streite besser auszutragen. Auch wurde das allgemeine Wohlbefinden und die Zeit miteinander als positiver empfunden.[13]

7. Achtsamkeit reduziert Ängste: Forscher haben etwas Erstaunliches herausgefunden: Meditation reduziert die Größe der Amygdala. Diese ist das Angst- und Stresszentrum des Gehirns. Das bedeutet, wir reagieren nicht mehr so angstvoll auf Situationen. Unsere Gedanken sind positiver.[14]

8. Achtsamkeit verbessert die mentale Gesundheit: In einer Studie der Universität Oregon wurde gezeigt, dass spezielle Achtsamkeit-Techniken uns vor mentalen Krankheiten bewahren können.[15]

9. Achtsamkeit hilft bei Schmerzen: Gleich mehrere Studien konnten zeigen, dass Achtsamkeit Schmerzen lindert.[16] Schmerzen setzen sich zusammen aus den körperlichen Empfindungen plus den entsprechenden Gedanken. Diese negativen Gedanken, der Widerstand gegen den Schmerz, trägt deutlich zum Leiden durch den Schmerz bei. Können wir diese Gedanken loslassen, ist der Schmerz besser erträglich.

10. Achtsamkeit verbessert unseren Schlaf: Schlafstörungen sind häufige Stresssymptome. Grübeln und damit einhergehende Unruhe verhindert erholsamen Schlaf. Eine Studie von David Black u. a. von 2015 zeigt, dass Meditationen hervorragend bei Schlafproblemen helfen und einen guten Schlaf fördern.[17]

Na, überzeugt? Ich stelle dir im Folgenden die besten zehn Achtsamkeit-Gewohnheiten vor.

10 einfache Achtsamkeits-Gewohnheiten

Im Folgenden stelle ich dir zehn sehr wirkungsvolle Achtsamkeit-Techniken vor.

◆ ◆ ◆

#1 SOBER

Die Technik SOBER ist die Basis-Technik. Es ist sozusagen die Mutter aller Achtsamkeits-Techniken. Warum? Weil es bei Achtsamkeit darum geht, innezuhalten, bewusst zu werden und anders zu reagieren. Dazu ein Beispiel:

Ich selbst hatte das Muster oder die Gewohnheit, zu spät zu kommen. Das hat zu vielen stressvollen Momenten in meinem Leben geführt. Ich kann mich gut an einen Klausurtermin vor ein paar Jahren erinnern: Die Klausur sollte um 13.00 Uhr stattfinden. Ich war auf den letzten Drücker losgefahren und wollte auf keinen Fall zu spät kommen, da die Studierenden oft nervös vor Klausuren sind und ich deren Nervenkostüm nicht noch mehr strapazieren wollte. Ich saß im Wagen, und stressvolle Gedanken tauchten auf: „Warum muss der Penner von mir so langsam fahren! Ich komme zu spät! Das ist schlimm!" Mein Körper spannte sich an, ich wurde ärgerlich, weil vor mir ein Auto einen Parkplatz suchte. Ich gab Lichthupe. Die Anspannung wurde größer, ich presste meine Zähne zusammen, wurde ärgerlicher und hektisch. Ich war in einer Stressreaktion gefangen. Plötzlich erinnerte ich mich an SOBER. Ich hielt inne. Ich beobachtete die Situation und mich. Ich sah, dass ich angespannt und ärgerlich war. Hier war die Stressreaktion schon unterbrochen. Ein paar tiefe Atemzüge machten mich ruhiger: „Wenn ich hektisch und angespannt bin, werde ich auch nicht schneller an der Hochschule sein. Schlimmstenfalls werde ich ein paar Minuten zu spät sein. Das ist nicht optimal, aber schlimm ist es auch nicht." Ich ging jetzt achtsam mit der Situation um, und setzte die Fahrt einigermaßen ruhig und entspannt fort.

Das ist ein Musterbeispiel, wie Stress abläuft. Es ist eine Gewohnheit. Das wichtigste Gegenmittel ist, dass wir stoppen oder innehalten. Wir werden uns bewusst, dass wir uns in einer stressigen Situation befinden. Wenn das der Fall ist, können wir uns anders verhalten. Dafür ist die Technik *SOBER* optimal. Du kannst sie jederzeit und bei jeder Stresssituation einsetzen. Du musst nicht meditieren, nein, sie ist im Alltag einsetzbar. Diese Übung ist sehr wirkungsvoll und sehr praktisch, da du sie jederzeit praktizieren kannst. Beim Autofahren, beim Gehen, bei einem Streit, vorm schlafen gehen.

SOBER ist übrigens ein Akronym. S steht für *Stopp*, O steht für *observieren*, B steht für *Bauchatmung*, E steht für *Expansion* und R steht für *reagiere achtsam*. SOBER heißt übersetzt „besonnen". Ich habe diese Übungen aus dem hervorragenden Buch " The here- and -now habit" von Hugh Byrne.

Typ: Grundpfeiler-Gewohnheit

Ziel: Achtsamkeit, Entspannung

Aktionsplan

1. **Stopp:** Halte inne! Egal, was du gerade tust, stoppe für einen Moment. Falls du gerade Auto fährst, so meine ich nicht, dass du anhalten sollst. Aber du kannst dir bewusst werden, dass du gerade im Stress bist.

2. **Oberserviere:** Beobachte ohne Bewertung was in deinem Körper, deinen Gefühlen und deinen Gedanken abläuft.

Wenn du dich ärgerlich fühlst, so erlaube dir, die Enge in deiner Brust zu fühlen, und die Hitze in deinem Gesicht. Wahrscheinlich wirst du dich etwas entspannter fühlen, wenn du das tust. Achte darauf, dass du dich dabei nicht in deine Gedanken verwickelst.

3. **Bauchatmung:** Atme einige Male tief in deinen Bauch ein und aus. Achte dabei nur auf deinen Atem.

4. **Expandiere:** Dehne dein Bewusstsein aus, sodass dein ganzer Körper, die ganze Situation und der Kontext erfasst wird. Mache dies in einer wohlwollenden und akzeptierenden Haltung. Du kannst dir auch vorstellen, dass du dich von weit oben beobachtest. Du siehst vom Himmel auf dich

und deine Situation herab. Bei Stress verengt sich unsere Wahrnehmung. Weiten wir unseren Blick, geben uns Raum, so wirkt das entspannend.

5. Reagiere achtsam: Du hast die Wahl, wie du reagierst. Lässt du dich von deinen alten Mustern und Geschichten leiten oder reagierst du achtsam?

Du kannst wie immer, ärgerlich und wütend mit deinem Kollegen umgehen. Du kannst aber auch aus diesem Muster aussteigen. Vielleicht siehst du, dass dein Kollege nur verletzt oder unsicher ist. Vielleicht schaffst du sogar, Mitgefühl für deinen Kollegen zu entwickeln.

Wann? Wie oft? Du kannst diese Achtsamkeit-Übung jederzeit durchführen.

Tipps & Tricks:

- **Mini-Meditation**: Diese Übung ist eine Mini-Meditation. Je öfter du sie anwendest, desto mehr wirst du insgesamt entspannt sein. Du wirst sehen, dass du gelassener und besonnener mit Situationen umgehen kannst.
- **Diese Technik verlangt etwas Übung**. Du musst sie ein paar Mal anwenden, damit du den Ablauf 'drauf hast. Wenn du Übung hast, kannst du sie sogar in kritischen und stressigen Situationen anwenden. Gerade deswegen ist sie so hilfreich und wertvoll.
- **Diese Übung geht schnell**. Du brauchst

nur ein paar Sekunden dazu.

◆ ◆ ◆

#2 Mache Stress zu deinem Freund

Ich stelle dir eine atemberaubende Studie vor. In dieser Studie der Universität Wisconsin-Madison wurden 30.000 Leute befragt: "Spielt der Glaubenssatz eine Rolle, dass Stress die Gesundheit beeinträchtigt?" Die Ergebnisse waren verblüffend! Die Wissenschaftler fanden heraus, dass Leute, die sehr viel Stress hatten und gleichzeitig glaubten, dass Stress gut für sie sei, mit die geringste Sterberate hatten. Während Probanden, die ebenfalls sehr viel Stress hatten, aber glaubten, dass Stress schädlich für ihre Gesundheit sei, die höchste Wahrscheinlichkeit hatten, zu sterben.

Das bedeutet, unser Glauben über Stress beeinflusst, ob Stress tatsächlich schädlich ist oder nicht. Eine andere Studie fand sogar heraus, dass Blutgefäße sich verengten bei Leuten, die glaubten, dass Stress schlecht für sie sei. Dagegen blieben die Blutgefäße weit und offen bei Personen, die glauben, dass Stress gut für sie ist. Unser Glaube über Stress spielt also eine wichtige Rolle wie Stress uns beeinflusst. Verblüffend!

Was folgt daraus? Wir sollten Stress zu unserem Freund machen. Oder anders gesagt: Wir sollten eine positive Einstellung zum Stress haben.

Typ: Mindset-Gewohnheit

Ziel: Positive Einstellung

Aktionsplan

Das nächste Mal, wenn du Stress wahrnimmst, beobachte deine Gedanken dazu. Mach dir klar, dass Stress nicht per se etwas Negatives ist. Stress gibt uns Kraft und Energie. Wenn du bspw. eine Deadline hast, bist du plötzlich fokussiert und voller Energie. Gleichzeitig ist Stress ein Signal: Er zeigt uns, dass etwas nicht o. k. ist. Er ist ein Weckruf. Stress zwingt uns geradezu dazu, neue Fähigkeiten zu entwickeln, damit wir besser mit Herausforderungen umgehen können. Es ist also eine gute Idee, jede Situation als positive Herausforderung zu sehen.

Benjamin arbeite in einer Unternehmensberatung. Es war Freitagabend, gerade wollte er nach Hause gehen, als sein Chef hereinkam: "Ben, es tut mir leid, wir haben noch einen Auftrag hereinbekommen. Es ist ein Notfall. Schaffst du das bis morgen?". Mit diesen Worten lud der Chef einen Stapel Papiere auf Bens Schreibtisch. Ben erklärte: "Wow! Das wird eine Herausforderung! Her damit!" Dann breitete sich ein Lächeln auf seinem Gesicht aus und er machte sich an die Arbeit.

Unnötig zu sagen, dass Ben nie unter Stress litt. Er erklärte alles einfach zu einer Herausforderung und machte sich an die Arbeit. Ein vermeintlich negatives Ereignis als Herausforderung oder als Gelegenheit umzudeuten, hat etwas sehr Kraftvolles. Im NLP wird dies Reframing genannt.

Wann? Wie oft? Jedes Mal, wenn Stress auftritt.

Tipps & Tricks

- Wichtig ist, dass du in stressvollen Situationen an diese Einstellungen denkst, dass Stress dein Freund ist. Eine Möglichkeit ist, dass du dir notierst, welche Situationen stressvoll sind. Dann gehe bewusst mit einer positiven Einstellung in diese Situation.
- Du kannst auch mit Affirmation arbeiten: „Diese Situation ist eine Herausforderung. Ich freue mich darauf, sie zu bewältigen. Ich werde dadurch wachsen und stärker werden. Ich gebe jederzeit mein Bestes." Du kannst diese Affirmation auch anpassen und Worte wählen, die dir besser gefallen.

◆ ◆ ◆

#3 Meditation

Ich stelle dir eine besonders einfache Meditation vor, die Atem-Meditation. Trotz ihrer Einfachheit ist sie sehr wirkungsvoll. Meditation hat sehr viele positive Effekte. Wenn du mehr über die Vorteile der Meditation wissen möchtest, schaue dir diesen Artikel an: http://detlefbeeker.de/warum-du-unbedingt-meditieren-solltest/. Deswegen empfehle ich dir, sie auszuprobieren.

Atem-Meditation

Typ: Grundpfeiler-Gewohnheit

Ziel: Entspannung

Aktionsplan

1. Setze dich in einen bequemen Stuhl oder Sessel. Du kannst dich dabei gerne anlehnen. Bei der Meditation ist es besser zu sitzen als zu liegen, da man dabei leicht einschläft. Man kann sich auch auf ein Meditationskissen oder einen Hocker setzen.

2. Beobachte deinen Atem: Schließe deine Augen und beobachte nun deinen Atem. Sei dabei offen und neugierig. Achte darauf, wie deine Atmung in den Körper kommt und wieder verlässt.

3. Neutraler Beobachter: Versuche nicht, deinen Atem zu ändern. Beobachte ihn ganz neutral. Wenn er sich von selbst ändert, so ist das kein Problem.

4. Gedanken: In der Meditation passiert es häufig, dass der Verstand wandert. Wenn du merkst, dass du nicht mehr bei deinem Atem bist, sondern in Gedanken, so bringe deine Aufmerksamkeit sanft zurück auf deinen Atem.

5. Ende: Beobachte weiter den Fluss deines Atems. Nach 10 - 20 Minuten kannst du deine Meditation beenden. Komme dazu langsam in den Raum zurück, recke und strecke dich, dann öffne deine

Augen.

Wann? Wie oft? Am besten führst du diese Meditation täglich durch, mindestens aber dreimal pro Woche. Wenn du etwas mehr Erfahrung hast, solltest du etwa 20 Minuten meditieren. Wenn du aber Lust zu 30 Minuten oder mehr hast, dann nur zu.

Tipps & Tricks:

- **Meditation hat unglaublich viele positive Effekte**. Es ist ein Allrounder: Du bist ruhiger, Stress wird abgebaut, Ängste werden reduziert und Depressionen ebenso. Aber auch dein Körper wird verjüngt sich und dein Immunsystem wird gestärkt.
- **Oft höre ich: „Meditation ist nichts für mich. Ich bin zu unruhig.“** Ganz ehrlich? Jeder ist anfänglich unruhig in der Meditation. Das ist ganz normal. Und gerade dann, wenn es uns schwerfällt, sollten wir die Meditation machen. Das ist in etwa so, als wenn ein Couch-Potato sagt: „Joggen ist nichts für mich. Das ist viel zu anstrengend.“ Wenn es sehr anstrengend ist, so ist der Couch-Potato außer Form und sollte erst recht joggen. Genauso ist es mit der Meditation. Je unruhiger unser Geist ist, desto höher sollte unsere Motivation sein, zu meditieren.
- **Es gibt keine gute oder schlechte Meditation**. Wir bewerten die Meditation

nicht. Wir urteilen schon zur Genüge im Alltag. Meditation ist eine Insel der Nicht-Bewertung. Wenn du der Meditationsanweisung folgst, dann ist es automatisch eine gute Meditation. Auch wenn du viel in Gedanken bist, kein Problem. Das passiert.

◆ ◆ ◆

#4 Praktiziere eine Wachstums-Einstellung

Dr. Carol Dweck ist Professoren für Psychologie an der Stanford Universität. Sie ist einer der führenden Forscher auf dem Feld der Motivation. Sie hat über Jahrzehnte untersucht, was die Faktoren für Erfolg sind. Sie hat eine erstaunliche Entdeckung gemacht: Nicht nur Talent und Fähigkeiten sind wichtig für unseren Erfolg. Eine wesentliche Zutat ist unsere Einstellung. Dr. Carol Dweck hat zwei Einstellungen empirisch herausgefunden:[18]

- **Wachstums-Einstellung (growth mindset)**: Menschen mit einer Wachstums-Einstellung gehen davon aus, dass Fehlschläge dazugehören. Sie sehen diese eher als Herausforderung: „Das ist eine gute Gelegenheit, aus meinen Fehlern zu lernen. Wenn ich diese Schwierigkeiten gemeistert habe, fühle ich mich gut.“ Misserfolge werden nur als Schritte auf dem Weg zum Erfolg gesehen. Menschen mit einer Wachstums-Einstellung gehen davon aus, dass harte Arbeit und

Durchhaltevermögen zum Erfolg führen. Talent und Fähigkeiten sind nur der Ausgangspunkt. Bei einer Wachstums-Einstellung nehmen wir an, dass Intelligenz nicht festgelegt ist. Wir können unsere Intelligenz ausbauen, wenn wir lernen und arbeiten.

- **Statische Einstellung (fixed mindset)**: Menschen mit einer statischen Einstellung gehen davon aus, dass Fähigkeiten angeboren und unveränderlich sind. Sie denken Dinge wie: „Besser keine Fehler machen, besser gut dastehen, was denken die anderen?" Fehlschläge werden negativ gesehen und verunsichern Menschen mit einer statischen Einstellung. Deswegen versuchen sie Rückschläge zu vermeiden und vor anderen gut dazustehen.

Eine Wachstums-Einstellung führt zu einer Liebe am Lernen und Resilienz. Sie bewirkt hohe Aktivität und Motivation in allen Lebensbereichen: Arbeit, Beziehungen und Hobbys. Menschen mit einer Wachstums-Einstellung sind erfolgreicher, Resilienz und stressfreier. Warum? Sie können flexibel auf die Situationen des Lebens reagieren. Geht mal was schief, so macht das nichts. Und es geht leider oft was schief. So ist das Leben. Wenn wir jedes Mal an uns zweifeln, und uns runtermachen, wenn es mal nicht klappt, so setzen wir uns wesentlich mehr unter Druck, als wenn wir Rückschläge als Herausforderungen sehen. Das Gute ist, falls du eine statische Einstellung hast, kannst du dies ändern. Du kannst deine Wachstums-Einstellung trainieren.

> *"Genie ist 90 % Transpiration und 10 % Inspiration."*
> *Umberto Eco"*

Umberto Ego war eindeutig ein Wachstums-Typ. Schauen wir uns an, was wir tun können:

Typ: Mindset-Gewohnheit

Ziel: Positive Einstellung

Aktionsplan

1. Überlege welcher Typ Du bist: Du kannst dazu einen Test machen. Hier der Link http://bit.ly/2jlABQu. Er ist allerdings auf Englisch. Du kannst auch schauen, wie du in der Vergangenheit mit Rückschlägen und Herausforderungen umgegangen bist. Überlege, wie du mit dir selbst redest, wenn du einen Fehler begangen hast oder einen Rückschlag erlitten hast. Fühlst du dich eher unsicher, wenn du Herausforderungen gegenüberstehst? Bist du eher der Sicherheitstyp, der kein Risiko eingehen möchte, dass Fehlschläge zu schmerzhaft sind?

Wenn du ohnehin ein Wachstums-Typ bist, dann brauchst du nichts Weiteres zu machen. Hast du eine statische Einstellung, so ist es gut dies zu ändern. Dies wird dein Leben entstressen und du wirst erfolgreicher sein.

2. Affirmation: Eine statische Einstellung ist eine Gewohnheit. Es ist ein Bündel von Gedanken, die dir in bestimmten Situationen kommen. Das ist eine gute Nachricht, denn Gewohnheiten lassen sich ändern. Du brauchst nur etwas Durchhaltevermögen. Das bedeutet, du musst achtsam in Situationen sein, die Herausforderungen darstellen. Du kannst dann eine Affirmation aufsagen:

„Ich bin fähig mehr zu tun und zu erreichen, als ich glaube. Ich umarme Herausforderungen. Ich bin persistent. Ich sehe Anstrengung als den Weg zur Meisterschaft. Ich lerne von Kritik und Fehlschlägen."

Wichtig ist, diese Einstellung immer wieder im täglichen Leben anzuwenden. Dabei hilft diese Affirmation. Wende sie mehrmals täglich für mindestens 30 Tage an.

Wann? Wie oft? Mehrmals täglich. Jederzeit, wenn du unsicher bist und Herausforderungen gegenüberstehst. Jedes Mal, wenn du denkst, du kannst etwas nicht schaffen.

Tipps & Tricks

Möchtest du mehr wissen? Dann lies das Buch von Carol Dweck: http://amzn.to/2AZ90Nb.

◆ ◆ ◆

#5 Positiver Tagesrückblick

Wenn wir gestresst sind, sind wir in Gedanken,

hektisch und nehmen die Welt um uns herum weniger wahr. Beim positiven Tagesrückblick trainieren wir unseren Fokus auf das Positive zu richten. Wir schreiben jeden Abend drei Dinge auf, die uns Freude gemacht haben. Dadurch lernen wir, das Positive zu sehen und zu schätzen. Dadurch wird gleichzeitig unser Stress reduziert. Der positive Tagesrückblick hat sich als sehr erfolgreiche Intervention erwiesen: Depressionen lassen nach und das Glück steigt. Noch bis zu sechs Monate später, nachdem die Teilnehmer einer Studie den positiven Tagesrückblick anwendeten, waren die positiven Wirkungen messbar.[19] Sogar bei stark depressiven Probanden, die teilweise ihr Bett nicht verlassen konnten, war dieser *Glücks-Booster* erstaunlich wirksam. Nach nur zwei Wochen verbesserten sich 94 % wesentlich.[20]

Typ: Grundpfeiler-Gewohnheit

Ziel: Training des Genießens und der Achtsamkeit

Technik: Beim positiven Tagesrückblick geht es darum, drei Ereignisse zu finden und diese niederzuschreiben. Du kannst die Erfahrungen vertiefen, indem du jeweils "warum?" fragst. Beim positiven Tagesrückblick gibt es drei alternative Varianten, und zwar "Angenehme Erfahrungen", "Einsatz deiner Stärken" und "Sinnhafte Erfahrungen". Wähle eine dieser Varianten aus:

1. Variante: Angenehme Erfahrungen: Frage dich: "Was war heute angenehm?" Oder frage dich:

"Was war heute schön?". Finde drei angenehme Erfahrungen. Natürlich kannst du jederzeit mehr schreiben, aber drei Dinge reichen aus. Du kannst die Erfahrung vertiefen, indem du anschließend fragst: "Warum war das angenehm?" Dazu ein paar Beispiele.

Frage: „Was war heute schön?“ Antwort: „Ich habe heute Morgen mit meinem kleinen Sohn gespielt.“ Frage: „Warum?" Antwort: "Es war so süß, mit ihm zu knuddeln, er hat so gelacht und seine süßen Augen…"

Frage: "Was war heute angenehm?“ Antwort: „Ich bin heute Fahrrad gefahren. Das hat Spaß gemacht.“ Frage: "Warum?“ Antwort: "Eigentlich wollte ich eine Fernsehserie schauen. Ich habe mich aber doch aufgerafft. Es war schön, weil es ein gutes Gefühl war, sich zu bewegen. Außerdem bin ich durch einen schönen Wald gefahren, das tat gut."

Die "Warum-Frage" vertieft das Erleben. Du kannst die Warum-Frage ganz frei beantworten – du kannst nichts falsch machen.

2. Variante: Einsatz deiner Stärken: Hierbei reflektierst du über drei Gelegenheiten am heutigen Tag, bei denen du deine Stärken eingesetzt hast. Frage dich: "Wo habe ich heute meine Stärken eingesetzt?". Du kannst dies vertiefen, indem du anschließend die Frage stellst: "Warum?" Dazu ein paar Beispiele.

„Wo habe ich heute meine Stärken eingesetzt?“ Antwort: „Ich habe heute Morgen mit meinem kleinen Sohn gespielt.“ „Warum?“ Antwort: „Ich bin ein liebevoller Vater und kann gut mit dem Kleinen spielen.“

„Wo habe ich heute meine Stärken eingesetzt?“ Antwort: „Ich bin heute Fahrrad gefahren. Das hat Spaß gemacht.“ Warum?“ Antwort: „Ich bin diszipliniert und obwohl ich müde war, bin ich trotzdem Fahrrad gefahren."

3. Variante: Sinnhafte Erfahrungen: Am Ende des Tages notierst du drei sinnhafte Erfahrungen, die du heute hattest. Stelle dir die Frage: "Was war heute sinnhaft?". Und dann: "Warum?" Dazu ein paar Beispiele:

Frage: „Was war heute sinnhaft?“ Antwort: „Ich habe heute Morgen mit meinem kleinen Sohn gespielt.“ Frage: „Warum?“ Antwort: „Mein Sohn gibt meinem Leben einen Sinn.“

Frage: „Was war heute sinnhaft?“ Antwort: „Heute war der Sonnenuntergang so schön.“ Frage: "Warum?“ Antwort: „Es war eine sinnhafte Erfahrung, weil es mir zeigte, wie schön die Welt ist und dass es mehr gibt als den Alltag."

Wie oft? Wie lange? Der positive Tagesrückblick wird täglich abends durchgeführt, und zwar schriftlich. Du kannst ihn so lange anwenden, wie es für dich stimmig ist.

Tipps & Tricks:

- **Was fällt dir am leichtesten?** Die Glücksforschung verfolgt das Motto "Stärken stärken und Schwächen managen". Das bedeutet, dass du die Variante nehmen solltest, die dir am leichtesten fällt. Mir persönlich gefällt die "Stärke-Variante" des positiven Tagesrückblicks am besten. Am wenigsten kann ich mit der "Sinnhaftigkeit-Variante" anfangen. Was liegt dir am meisten? Du kannst jederzeit variieren. Das heißt, heute Abend machst du den "Stärke-Tagesrückblick", morgen den "Angenehm-Tagesrückblick".
- **Schriftlich**: Es hat sich gezeigt, dass es am besten ist, den Tagesrückblick schriftlich zu machen. Wenn du einfach nur darüber nachdenkst, dann kann es leicht passieren, dass deine Gedanken abschweifen: Plötzlich befindest du dich gedanklich bei der heutigen Arbeit, wo gehörig etwas schiefgegangen ist. Deswegen wirkt es stärker, wenn du ihn schriftlich machst.

◆ ◆ ◆

#6 Affirmationen

Affirmation sind Sätze, die ausdrucken, was du gerne hättest oder wie du sein möchtest. Du kannst sie auf alle möglichen Ebenen und Lebensbereiche anwenden. Sie geben deinem Verstand eine positive Richtung. Statt negativer Selbstgespräche, führst du nun positive Selbstgespräche, die dich aufbauen und bestärken. Hast du beispielsweise häufig negative Diskussion mit einem Kollegen, so kannst du affirmieren: „Ich bin völlig gelassen und selbstbewusst in jeder Diskussion."

Affirmation ist ein wirkungsvolles und vor allem einfaches Mittel, Stress zu reduzieren. Sie sind universell anwendbar. D.h. du kannst nicht nur Stress damit reduzieren, sondern dir bessere Laune verschaffen, Selbstbewusstsein aufbauen, deinen Umgang mit Geld verbessern usw. Affirmationen haben einen doppelten Effekt: zum einen unterbrechen sie den Strom deiner innen negativen Gedanken. Sie wirken wie ein Gedanken-Stopp. Darüber hinaus geben sie dir einen positiven Impuls.

Typ: Mikro-Gewohnheit

Ziel: Stressabbau

Aktionsplan

Überlege, welches Ziel du hast. Möchtest du dein Verhalten oder dein Denken in einer bestimmten Situation verbessern?

Alex fühlte sich in Gesprächen mit seinem Chef stets unterlegen. Er war kleinlaut und konnte seine Position nicht gut vertreten. Diese Situation stresste ihn. Ich riet ihm, es mit Affirmationen zu versuchen. Diese Affirmation benutzte er regelmäßig im Laufe des Tages und vor allem im Gespräch selbst. Dabei sagte Alex zu sich: „Ich bin cool gelassen und voller Stärke. Ich bin selbstbewusst und vertrete meine Meinung deutlich und selbstsicher!" Dies führte tatsächlich dazu, dass er seine Meinung besser in Gesprächen mit seinem Chef vertreten konnte. Sein Selbstbewusstsein stieg und sein Stress reduzierte sich deutlich.

Wenn du deine Affirmationen aufstellst, solltest du folgende Punkte beachten:

1. Affirmationen sollten in der **Gegenwartsform** formuliert sein: zum Beispiel „ich bin ruhig und entspannt".

2. Affirmationen sollten **positiv** sein. Also nicht: „Ich bin nicht ängstlich". Besser ist es zu sagen: „Ich bin sicher und völlig entspannt."

3. Sage vor oder nach jeder Affirmation: „... in müheloser und entspannter Weise, in positiver und gesunder Art". Diesen Zusatz habe ich aus dem großartigen Buch *The Magical Path: Creating the Life of Your Dreams and a World That Works for All* von Marc Allen.

Also zum Beispiel: „Ich bin voller vibrierender Energie und fühle mich voller Liebe und Freude, in müheloser und entspannter Weise, in positiver und gesunder Art".

Wie oft? Wie lange? Arbeite mit den Affirmationen etwa drei Wochen. Schaue dann, ob und wie sie wirken. Gegebenenfalls kannst du die Affirmationen verändern und anpassen.

Tipps & Tricks:

- Verstärker #1: Du kannst die Wirkung der Affirmationen verstärken, indem du sie **aufschreibst**. Nimm dir jeden Morgen einen Stift und ein Blatt Papier zur Hand, und schreibe deine Affirmation auf. Dies wirkt stärker, als wenn du deine Affirmation nur denkst oder aufsagst.
- Verstärker #2: Eine andere Möglichkeit, deine Affirmationen zu verstärken, ist es, dich vor einen **Spiegel** zu stellen. Schau dir in die Augen und sage die Affirmation. Die beste Zeit dafür ist morgens.
- Verstärker #3: Du kannst die Wirkung der Affirmation unterstützen, indem du deine Hand auf dein **Herz-Chakra** legst. Das Herzstück liegt in der Mitte deines Brustkorbs. Eine Hand daraufzulegen, hat eine beruhigende Wirkung.
- Du kannst Affirmationen selbst kreieren. Du kannst aber auch im Internet nach ihnen suchen. Eine gute Liste findest du unter folgendem Link: 100 Affirmationen: http://bit.ly/2xUKzQl.
- Du kannst mit bis zu 10 - 12 Affirmationen arbeiten. Schreibe sie auf einen Zettel oder benutze eine App für dein Handy. Sage oder denke im Laufe des Tages mehrmals deine Affirmationen. Dadurch werden sie in deinem Unterbewusstsein

immer mehr gespeichert.

- In Stress-Situationen kannst du die Affirmation nutzen, um deinen Stress zu reduzieren. Wenn du gerade einen Streit mit deinem Partner hast, so kannst du in Gedanken wiederholen: „Ich bin ruhig und gelassen. Ich habe Mitgefühl und sehe die Verletzung meines Partners." Du kannst sogar eine kleine Pause einlegen, und die Affirmation so lange sagen oder denken, bis du ruhig bist. Du kannst deinem Partner beispielsweise mitteilen, dass du kurz auf die Toilette musst.
- Du kannst die Affirmation jederzeit ändern und anpassen. Spüre in dich hinein, ob die Affirmation für dich in dieser speziellen Situation passt. Eine Affirmation kann noch so schön klingen, es ist nur wichtig, dass sie für dich passt.

◆ ◆ ◆

#7 Lächle in den Spiegel

Dies ist eine besonders angenehme Gewohnheit. Wenn du morgens aufstehst, stelle dich vor den Badezimmerspiegel und lächle, was das Zeug hält. Auch wenn du dich gar nicht danach fühlst, deine Augen geschwollen sind und deine Haare zu Berge stehen. Tue so als ob. Du wirst sehen, wenn du 10 Sekunden in den Spiegel gelächelt hast, wirst du bessere Laune haben. Dies ist ein perfekter Start in den Tag.

Lächeln und Lachen machen gute Laune und vertreiben den Stress. Morgens in den Spiegel zu lächeln ist ein perfekter Start in den Tag. D. h. aber nicht, dass du den Rest des Tages ein Brummbär sein solltest. Je mehr du lächelst, desto besser.

Typ: Mikro-Gewohnheit

Ziel: Gute Laune und Stressabbau

Aktionsplan

Lächle mindestens 10 Sekunden lang in den Spiegel. Mache dies morgens, direkt nach dem Aufstehen.

Wann? Wie oft? Morgens einmal am Tag.

Tipps & Tricks

- Diese Gewohnheit ist besonders einfach in den Alltag zu integrieren. Sie dauert nur ein paar Sekunden und du wirst sofort gute Laune haben. Einfacher geht's nicht.
- Du brauchst diese Gewohnheit nicht auf die Morgenroutine beschränken. Du kannst sie mit anderen Gewohnheiten verknüpfen. Zum Beispiel jedes Mal, wenn du auf dein Handy schaust, lächelst du. Oder abends nach dem Zähneputzen lächelst du 10 Sekunden in den Spiegel. Es gibt viele andere Möglichkeiten, lächeln in dein Leben zu bringen.

◆ ◆ ◆

#8 Achtsames Autofahren

Meine Mum ist knapp 80 Jahre alt. Sie fährt ein altes, kleines, klappriges Auto. Meine Mum ist stets freundlich und sehr warmherzig. Sie ist eine Oma, wie sie im Buche steht: weißes Haar, freundlich zu allen und nie ein böses Wort. Ich erinnere mich gut, als ich vor zwei oder drei Jahren mit ihr Auto fuhr. Wir fuhren hinter einem Auto her, welches einen Parkplatz suchte. Deswegen fuhr es langsam. Wir dagegen hatten es etwas eilig, da wir zu einem Termin mussten. Plötzlich hörte ich meine Mum rufen: „Du Affenarsch! Kannst du nicht schneller fahren!"

Warum erzähl ich diese Geschichte? Autofahren ist so eine Sache. Wie ein Freund von mir ausdrückte: „Beim Autofahren kommt das Böse in uns zum Vorschein." Nun, das ist etwas dramatisch, aber nicht falsch. Ich bemerke es bei mir selbst auch, ich werde beim Autofahren schneller ungeduldig, als normalerweise. Kennst du das von dir auch? Wir fluchen beim Autofahren schneller, wir drängeln, wir ärgern uns und wenn wir im Stau stehen, kriegen wir die Krise.

Studien haben festgestellt, dass Autofahren geradezu gesundheitsschädlich ist: Es ist schlecht für den Blutdruck, den Cholesterinspiegel, unser Stresslevel erhöht sich, Ängste verstärken sich, Blutzucker steigt, Rückenschmerzen entstehen.

Deswegen schlage ich vor, dass du achtsam Auto fährst. Dadurch werden alle negativen Effekte vermieden, und Auto fahren kann sogar zu einem Genuss werden.

Typ: Unterstützungs-Gewohnheit

Ziel: Achtsamkeit

Aktionsplan

Wenn du in das Auto einsteigst, nimm ein paar tiefe, bewusste Atemzüge. Fühle in deinen Körper hinein und spüre, ob Spannungen bestehen. Versuche diese bewusst zu entspannen.

Fahre los und werde dir deiner Umgebung bewusst. Es schadet nicht, etwas langsamer als sonst zu fahren. Achte immer wieder auf deinen Atem. Stopps, wie an der Ampel oder im Stau, kannst du dazu nutzen, um ein paar tiefe, entspannende Atemzüge zu nehmen.

Mach keine Musik an, und stelle dein Handy auf lautlos. Widme dich ganz dem Auto fahren. Sei offen und nicht urteilend. Der Atem ist dein Anker, kehre immer wieder zu ihm zurück. Du wirst sehen, wie entspannend es ist, auf diese Art zu fahren.

Wie lange? Wie oft? Du musst nicht die ganze Autofahrt achtsam sein. Fange mit 15 Minuten achtsames Fahren an. Dann kannst du länger achtsam fahren. Vielleicht fügst du jede Woche 5 Minuten hinzu. Wichtig ist, dass du dich wohl dabei fühlst. Wenn du bei 15 Minuten bleibst, so ist das auch o. k.

Tipps & Tricks:

- Das Wesentliche ist eine achtsame Haltung. Das bedeutet du bist offen und nicht wertend. Anders gesagt, du richtest deine Aufmerksamkeit nicht auf deine Gedanken.
- Wenn dir beispielsweise beim Fahren der Gedanke kommt: „Puh, ist das langweilig!", ist dies auch nur ein Gedanke. Kehre dann zu deiner Atmung zurück oder richte deine Aufmerksamkeit auf die Umgebung. Lass dich nicht von diesem Gedanken vereinnahmen.

◆ ◆ ◆

#9 Stress-Checks

Manchmal bemerken wir, dass uns eine Situation stresst, manchmal nicht. Stress schleicht sich häufig unbemerkt an. Wir sind gestresst, unser Körper ist angespannt, wir haben negative Gedanken, doch wir bemerken es nicht. Warum? Weil wir nicht achtsam sind. Deswegen ist es eine großartige und sehr hilfreiche Gewohnheit, Stress-Checks regelmäßig durchzuführen.

Typ: Mikro-Gewohnheit

Ziel: Achtsamkeit, Stressabbau

Aktionsplan

1. Stopp: halte inne. Egal was gerade ist, halte inne.

2. Spüre in dich hinein: Wie fühlst du dich gerade? Bist du angespannt oder entspannt? Wie fühlt sich dein Körper an? Bist du gestresst?

3. Entspanne: Entspanne bewusst deinen Körper. Nimm ein paar tiefe Atemzüge und beim Ausatmen entspannst du deinen Körper.

Wie lange? Wie oft? Mache Stress-Checks mehrmals am Tag. Immer wenn du gerade daran denkst, mache einen kurzen Stress-Check. Er dauert nur ein paar Sekunden.

Tipps & Tricks:

Bemerken ist die halbe Miete. Dadurch dass du den Stress bemerkst, kannst du ihn direkt loslassen. Ein paar Atemzüge reichen aus. Je öfters du dies tust, desto achtsamer und entspannter wirst du. Auch hier wichtig, wie bei allen Achtsamkeits-Gewohnheiten, richte deine Aufmerksamkeit nicht auf deine Gedanken.

◆ ◆ ◆

#10 Schlafvorbereitung

Schlaf ist enorm wichtig für den Körper, denn schlechter Schlaf führt zu Stress und Stress führt zu schlechtem Schlaf. Wenn du dir zur Gewohnheit machst, erholsam zu schlafen, dann kann dich nichts so leicht aus der Bahn werfen.

Wie verbringst du die letzte Stunde, bevor du schlafen gehst? Schaust du Fernsehen, oder checkst noch mal deine Facebook Seite oder dein Handy?

Ich selbst war ein schlechtes Beispiel: Ich spiele leidenschaftlich gerne Schach. Vor Jahren hatte ich mir zur Angewohnheit gemacht, vor dem Zubettgehen noch ein paar Partien Schach im Internet zu spielen. Vielleicht denkst du, Schach ist doch sehr entspannend. Aber nicht, wenn man Bullet-Schach spielt. Beim Bullet hat jeder Spieler nur eine Minute für die ganze Partie. Da muss man rasend schnell spielen, die Uhr tickt gnadenlos. Nach ein paar Partien Bullet-Schach war ich völlig aufgedreht und gestresst. Das war die denkbar schlechteste Vorbereitung für einen erholsamen Schlaf. Zum Glück habe ich das nur ein paar Wochen lang gemacht.

Ein guter, erholsamer Schlaf ist enorm wichtig. Du kannst deine Schlafqualität fördern, indem du dich auf dein Schlafen vorbereitest.

Typ: Grundpfeiler-Gewohnheit

Ziel: erholsamer Schlaf

Aktionsplan

Es gibt einige Möglichkeiten, die deinen Schlaf fördern. Du musst nicht unbedingt alle Schritte, die ich weiter unten vorschlage, umsetzen. Suche dir die heraus, die für dich am entspannendsten sind[21]:

1. Plane deinen Schlaf: Wissenschaftler haben herausgefunden, dass die meisten Erwachsenen zwischen sieben und neun Stunden Schlaf benötigen. Allerdings bekommen ein Drittel aller Erwachsenen regelmäßig nicht genügend Schlaf.

Wir müssen nun rechnen: Angenommen du musst um 6:00 Uhr morgens aufstehen. Du brauchst etwa 15 Minuten, um einzuschlafen. Das bedeutet, dass du um 21:45 Uhr dein Licht ausmachen solltest. Gebe dir also genügend Zeit, und mache es dir zu Gewohnheit, genügend zu schlafen.

2. Bereite dein Schlafzimmer vor: Optimal ist es, wenn dein Schlafzimmer ruhig, dunkel und kühl ist. Wenn trotz Vorhang noch immer Licht einfällt, überlege, ob du eine Schlafbrille tragen möchtest. Laut Wissenschaft ist eine Schlafzimmertemperatur von 15 - 19 °C optimal. Wenn dein Schlafzimmer zu laut ist, kannst du durch eine *Weißes Rauschen Maschine* Abhilfe schaffen. Was das ist? Schau dir diesen Link an: Weißes Rauschen Maschine.

3. Mache deine Elektronik aus: Elektro-Smog fördert nicht deinen Schlaf. Schalte also deinen Fernseher, deinen Computer und auch dein Handy aus. Du wirst sehen, es wird dir guttun.

4. Nimm ein Bad: Schaffe eine beruhigende und entspannende Atmosphäre in deinem Badezimmer. Dimme das Licht oder benutze Kerzen. Verwende entspannende Badeöle, wie Lavendelöl. Das warme Wasser entspannt deinen ganzen Körper. Das ist eine optimale Vorbereitung für einen entspannenden Schlaf. Gib deinem Körper nach dem Bad ein paar Minuten, damit er sich abkühlen kann, bevor du zu Bett gehst.

5. Lass dir eine leichte Massage geben: Vielleicht hast du einen Partner, der dir vor dem Schlafen noch eine leichte Massage geben möchte. Er könnte für ein paar Minuten deinen Kopf, Schultern und Rücken massieren. Die Massage sollte allerdings nicht zu kräftig sein, sondern eher sanft, da dies beruhigend und entspannend wirkt.

6. Lese etwas Leichtes und Positives: Es sollte kein brutaler Massenmörder-Krimi sein. Lese etwas Angenehmes und Positives. Das füllt deinen Kopf mit positiven Gedanken, die du mit in den Schlaf nehmen kannst.

7. Mache einen positiven Tagesrückblick: Siehe dir dazu die Gewohnheit in diesem Kapitel an. Als Letztes vor dem Schlafengehen, sich das Positive vor Augen zu führen, ist eine großartige Schlaf-Gewohnheit. Du nimmst diese positiven Gedanken mit in den Schlaf, wo sie weiter wirken können.

8. Höre beruhigende Musik: Viele haben den Fernseher im Hintergrund laufen. Das ist keine gute Idee und macht nervös. Besser ist, wenn du angenehme beruhigende Musik wie klassische Stücke, leichter Jazz oder Entspannungsmusik hörst. Ich persönlich finde Café Del Mar sehr angenehm. Du kannst diese Musik hören, wenn du dich auf das Einschlafen vorbereitest. Wenn es dir hilft, kannst du es sogar im Bett zum Einschlafen hören. Dazu eignen sich auch hervorragend Naturklänge, wie Meeresrauschen oder Regengeräusche.

9. **Meditation**: Ideal ist es, vor dem Schlafengehen zu meditieren. 10 Minuten reichen aus. Dein Körper und Geist können sich entspannen. Negative Gedanken hindern uns häufig am Einschlafen. Meditation ist ein perfektes Gegenmittel.

10. **Ganz-Körper-Entspannung**: Wenn du bereits im Bett liegst, kannst du eine Ganz-Körper-Entspannung machen. Dazu gehst du mit deiner Aufmerksamkeit deinen ganzen Körper nacheinander durch: von deinen Zehen bis zu deinem Kopf. Du fängst mit deinem rechten Fuß an. Atme in ihn hinein und lasse die Spannungen in ihm los. Frage ihn innerlich, ob er sich entspannt. Fühle wie dein Fuß schwerer und entspannter wird. Gehe dann zu deinem Fußgelenk, deinem Unterschenkel usw. Entspanne so nach und nach deinen ganzen Körper. Es kann gut passieren, dass du während dieser Übung einschläfst.

11. **Bete**: Beten wirkt ähnlich wie Meditation, es ist sehr beruhigend. Ideal als Einschlafritual. Du kannst im Gebet deine Sorgen und Gedanken des Tages an Gott abgeben. So kannst du mit einem ruhigen Geist einschlafen.

Kurze Zusammenfassung

- Achtsamkeit ist das Gegenteil von Stress:

Unser Denken wird langsamer, unser Körper entspannt sich, unsere Wahrnehmung weitet sich. Wollen wir dem Stress entkommen, so ist Achtsamkeit ein wunderbares Heilmittel.

- Achtsamkeits-Gewohnheiten #1 bis #3 sind besonders wirksam und lohnenswert. Überlege dir, ob du sie nicht in dein Leben integrierst.
- **Grundpfeiler-Gewohnheiten** #1 SOBER, #3 Meditation, #5 Positiver Tagesrückblick, #10 Schlafvorbereitung
- **Mindset-Gewohneiten**: #2 Mache Stress zu deinem Freund, #4 Praktiziere eine Wachstumseinstellung
- **Unterstützungs-Gewohnheit**: #8 Achtsames Autofahren
- **Mikro-Gewohnheit**: #6 Affirmationen, #7 Lächle in den Spiegel, #9 Stress-Checks

KAPITEL 4: BERUF (#11 BIS #20)

"Die Arbeit ist etwas Unnatürliches. Die Faulheit allein ist göttlich."
Anatole France

In diesem Kapitel...

- Wie du mit eigenen und fremden Störungen stressfrei umgehst
- Wie du mit der Sonneneruptionstechnik Prokrastination den Garaus machst
- Wie du achtsam arbeitest und mit schwierigen Mitarbeitern umgehst
- Wie du geschickte Arbeits-Hacks einsetzt, wie "Eat the Frog", um stressfreier zu arbeiten

In unserem Berufsalltag entsteht sehr viel Stress. Die Ursachen sind unterschiedlich: Wir können zu viel Arbeit haben, wir haben schwierige Kollegen, wir haben eine ungünstige Einstellung zur Arbeit, wir werden häufig unterbrochen, wir haben ungesunde Arbeitsweisen oder wir mögen unsere Arbeit einfach nicht. In diesem Kapitel lernst du einige äußerst effektive Methoden kennen, um deinen Berufsstress abzubauen.

◆ ◆ ◆

#11 Benutze die ABC-Methode, um mit Störungen und Unterbrechungen umzugehen

Unterbrechungen gehören zum Berufsalltag. Wir werden angerufen, E-Mails werden verschickt, Kollegen kommen ins Büro, der Chef ruft an, Kunden kontaktieren uns usw. Unterbrechungen stören unsere Konzentration und unseren Fokus. Ständige Störungen beeinträchtigen nicht nur unseren Arbeitsfluss und unsere Effizienz, nein, sie machen uns unzufrieden und gestresst. Manche Unterbrechungen können wir unterbinden, andere nicht. Die ABC-Methode ist ein hervorragendes Tool, um achtsam und ohne Stress mit Störungen umzugehen.

Typ: Grundpfeiler-Gewohnheit

Ziel: Achtsamer Umgang mit Unterbrechungen

Aktionsplan

A - Achtsamkeit: Wenn wir unterbrochen werden, nehmen wir dies achtsam wahr. Wir sagen zu uns selbst: „Dies ist eine Störung. Ich überlege, wie ich damit umgehe."

B - Bauchatmung: Um eine automatische Handlung zu verhindern, atme tief in den Bauch. Überlege welche Möglichkeiten du hast. Möchtest du dich gleich jetzt um die Störung kümmern oder wendest du die Störung ab?

C - Choose (entscheide): Entscheide dich nun in einer achtsamen Weise. Wie gehst du mit der Unterbrechung um? Falls du die Unterbrechung zurückweist, so kannst du deine Aufmerksamkeit einfach auf die Aufgabe zurückbringen. Entscheidest du dich, dich gleich jetzt um die Unterbrechung zu kümmern, so ist das deine bewusste Entscheidung gewesen. Du kannst nun ruhig und achtsam damit umgehen.

Wie oft? Wie lange? Die ABC- Methode dauert nur ein paar Sekunden. Du kannst sie jedes Mal anwenden, wenn du gestört oder unterbrochen wirst.

Tipps & Tricks

- **Du entscheidest**: Es geht vor allem darum, dass du nicht automatisch und gestresst mit einer Störung umgehst, sondern bewusst und achtsam. Du entscheidest, ob du die Unterbrechung zulässt oder eben nicht. Du entscheidest, wie du am besten damit umgehst.

- **Diese Methode verhindert Stress**: Seien wir ehrlich, Störungen sind nervig. Zu leicht denken wir: „Nicht schon wieder! Ich habe doch meine eigenen Sachen zu erledigen! Das nervt!" Solche negativen Gedanken sind nicht hilfreich. Im Gegenteil, sie verstärken unsere schlechte Laune. Gehen wir allerdings achtsam damit um, und atmen tief in den Bauch, so entstehen negative Gedanken erst gar nicht und wir sind nicht gestresst.
- **Unterbrechung als Chance**: Wir können eine Unterbrechung sogar als Chance sehen, achtsam zu sein. Wir atmen ein paar Mal tief ein, und sind achtsam. So wandeln wir eine Störung in etwas Gutes um.

◆ ◆ ◆

#12 Eigene Unterbrechungen vermeiden

Unterbrechungen sind nervig. Allerdings sind es nicht nur die Kollegen oder Kunden, die uns stören, sondern E-Mails oder Facebook können unsere Aufmerksamkeit unterbrechen. Soziale Medien, wie Facebook, Pinterest, Twitter oder WhatsApp können sehr störend sein. Wenn alle paar Minuten eine Push-Nachricht über unseren Bildschirm flattert, oder unser Handy "Ping" macht, so kann das unseren Arbeitsfluss sehr stören. Ganz ehrlich? Wenn ich arbeite, so freue ich mich, wenn ich eine Nachricht auf Facebook oder WhatsApp kriege. Ich schau dann sofort nach, wer mir geschrieben hat und was passiert ist. Geht es dir auch so? Wir alle haben die Tendenz, uns über solche Unterbrechungen zu freuen. Leider ist es für unseren Flow nicht hilfreich. Zum Glück haben wir es in der Hand, solche Unterbrechungen in den Griff zu kriegen.

Typ: Unterstützungs-Gewohnheit

Ziel: Fokussiertes Arbeiten

Aktionsplan

Die einfachste Möglichkeit ist es, unser Handy auf lautlos zu stellen, Facebook und andere störende Webseiten zu schließen. Leider ist das nicht so einfach. Deswegen gibt es eine Reihe von Tools, die dir dabei helfen können:

Rescue Time: Diese Erweiterung für den Web-Browser läuft im Hintergrund. Es verfolgt und dokumentiert alle deine Aktivitäten auf dem Computer. Du kannst dann später genau ansehen, wie viel Zeit du auf Facebook und wie viel Zeit du mit deiner Arbeit verbracht hast.

Stay Focused: Dies ist eine Erweiterung für deinen Web-Browser. Du kannst damit einfach bestimmte Webseiten, die dich zu sehr ablenken, sperren. Du kannst dann für eine oder zwei Stunden diese Webseite nicht mehr aufrufen.

Marinara: Dies ist eine Erweiterung für deinen Web-Browser. Sie ist ein Timer für die Pomodoro-Technik. Bei dieser Technik widmest du dich konzentriert für 25 Minuten einer Aufgabe. Dann gibt der Timer Signal, dass du 5 Minuten Pause hast. Danach geht's wieder mit 25 Minuten arbeiten weiter. Anschließend folgen 5 Minuten Pause usw. Diese Technik ist einfach, aber ungeheuer effektiv. Wenn ich an meinen Büchern schreibe, nutze ich diese Technik immer. Wenn ich den Pomodoro-Timer anstelle, so weiß ich, dass ich 25 Minuten konzentriert arbeiten werde. Probiere es aus, es wirkt Wunder.

Diese Tools sind sehr hilfreich, damit du konzentriert bei der Sache bleiben kannst, und nicht unterbrochen wirst.

Wie lange? Wie oft? Optimal wäre es, wenn du diese Tools in der gesamten Zeit während du arbeitest, anwendest. Du kannst deinen Arbeitstag auch einteilen. Vielleicht reicht ein 2-Stunden-Block richtig konzentrierter Arbeit aus.

Tipps & Tricks

- Konzentriertes Arbeiten ohne Unterbrechungen, bedeutet nicht, dass du auch die Pausen weglassen sollst. Regelmäßige Pausen sind wichtig.

- Konzentriertes Arbeiten wirkt fast wie eine Meditation. Du kommst leicht in einen Flow. Danach fühlst du dich gut. Gleichzeitig bist du produktiver und schaffst mehr in kürzerer Zeit.

◆ ◆ ◆

#13 Die Sonneneruptionstechnik

„Aller Anfang ist schwer“. Kennst du dieses Sprichwort? Es steckt viel Wahres drin.

Ben hatte sich vorgenommen, joggen zu gehen, und zwar 45 Minuten. „Oh nein“, dachte er sich, „45 Minuten sind so lange. Das ist so anstrengend - ich habe keine Lust!“ Er ging nicht joggen. Ein paar Wochen später stieß er auf die Sonneneruptionstechnik. Da stand, dass er sich vornehmen sollte, nur 2 Minuten zu joggen. Wenn er dann keine Lust hätte, weiter zu joggen, könnte er aufhören. Am nächsten Morgen zog Ben seine Joggingschuhe an: „O. k., 2 Minuten schaffe ich! Dann sehe ich weiter.“ Tatsächlich lief Ben die ganzen 45 Minuten.

Das ist der Trick der Sonneneruptionstechnik. Wir nehmen uns nur eine Kleinigkeit vor. Stell dir vor, du musst deine Einkommenssteuererklärung machen. Gemäß der Sonneneruptionstechnik, nimmst du dir einfach nur vor, 5 Minuten daran zu arbeiten. Wenn's mehr wird, umso besser.

Der Trick funktioniert! Denn wir wollen ja 45 Minuten joggen oder die Steuererklärung endlich fertigkriegen. Bei ca. 80 % aller Fälle vollenden wir die Aufgabe.

Aufgaben nicht zu beenden, sondern vor uns herzuschieben, verursacht Stress. Es belastet uns. Wir müssen immer daran denken, dass wir diese Aufgabe noch erledigen müssen. Gleichzeitig haben wir Widerstände oder negative Gefühle bezüglich dieser Aufgabe. Deswegen ist es besser, Aufgaben sogleich fertigzumachen.

Typ: Unterstützungs-Gewohnheit

Ziel: Aufgaben erledigen

Aktionsplan

Nimm dir nur einen kleinen Teil der Gesamtaufgabe vor. Angenommen du schreibst ein Buch und dein Ziel ist, 2 Stunden täglich zu schreiben. Dann nimm dir vor, nur 3 Minuten zu schreiben. Wenn du dann weitermachen möchtest, tu es! Wenn du dich partout nicht überwinden kannst, lass es.

Wie oft? Wie lange? Jedes Mal, wenn du eine Gewohnheit etablieren möchtest, die aufwendiger ist, wie zum Beispiel täglich zu meditieren oder einen positiven Tagesrückblick. Du machst das so lange, bis die Gewohnheit etabliert ist. Zumindest solltest du 30 Tage lang am Ball bleiben.

Tipps & Tricks:

Als ich das erste Mal vom Konzept der Sonneneruptionstechnik gehört habe, war ich skeptisch.

Mir leuchtete nicht ein, was daran besonders war. Tatsache ist aber, die Sonneneruptionstechnik funktioniert. Dies sind die wichtigsten Gründe:

- **Keine Willensstärke notwendig**: „Aller Anfang ist schwer". Da ist was Wahres dran. Wenn ich mir große Sachen vornehme, fällt es mir schwer, anzufangen. Wenn ich mir vornehme, täglich zwei Stunden zu schreiben, ist das viel. Ich habe keine Lust zu starten. Nehme ich mir vor, nur 3 Minuten zu schreiben, so ist das kein Problem.
- **Wahrscheinlichkeit groß, fortzufahren**: Habe ich erst einmal angefangen, ist die Wahrscheinlichkeit groß, dass ich dranbleibe.
- **Puzzle-Studie**: In einer Studie von *Greist-Bousquet* und *Schiffman* wurden den Teilnehmern Puzzles gegeben. Die Wissenschaftler gaben den Teilnehmern allerdings nicht genügend Zeit, die Puzzles vollständig zu lösen. Was meinen Sie, was geschah, als die Wissenschaftler verkündeten, dass die Zeit um sei? Hörten die Teilnehmer auf oder fuhren sie fort, bis sie die Puzzles gelöst hatten, obwohl sie es nicht mussten? Das Ergebnis war verblüffend: 90 % der Teilnehmer blieben da und lösten die Puzzles gänzlich. Wir Menschen haben den Drang, Dinge zu Ende zu bringen. Das spielt uns bei der Sonneneruptionstechnik in die Hände.

- **Denke in Mini-Einheiten!** Wenn du die ersten drei Minuten gejoggt hast, frage dich: "Soll ich weitere drei Minuten joggen?". Die Wahrscheinlichkeit ist groß, dass du bejahst und fortfährst. Das ist besser, als wenn du überlegst: „Soll ich direkt 30 Minuten vollmachen?“. Denn dann kann es sein, dass du abbrichst.
- **Gewohnheiten problemlos bilden**: Es kann mühevoll sein, Gewohnheiten zu bilden. Unser Gehirn ist vorsichtig: Sind Gewohnheiten erst einmal etabliert, sind sie schwierig loszuwerden. Durch die Sonneneruptionstechnik wird unser Gehirn an neue, regelmäßige Handlungen gewöhnt. Das Gehirn freundet sich also damit an, dass täglich gejoggt wird. Auch, wenn es nur drei Minuten sind. Dadurch fällt es dem Gehirn später leichter, diese Gewohnheiten auszubauen, d. h. 10, 20 oder 30 Minuten zu joggen.
- **Status-quo-Verzerrung**: Dies ist ein Ausdruck aus der Psychologie. Der Mensch mag keine Veränderungen – er bevorzugt den Status quo. Je größer die Veränderung, desto schwieriger ist es: Das Gehirn mag keine großen Modifikationen. Deswegen fällt es uns so schwer, plötzlich täglich 30 Minuten zu joggen. Das Gehirn legt uns Widerstände in den Weg. Es verkraftet es viel besser, wenn die Anpassungen klein sind. Dies ist keine Be-

drohung. Drei Minuten Joggen täglich ist für unser Gehirn kein Problem. Deswegen sind Mini-Gewohnheiten gehirn-gerecht.

- **Tägliche Erfolgserlebnisse**: Eine Minute täglich zu joggen, das schaffen wir. Dagegen 30 Minuten zu joggen, das bewältigen wir am Anfang, aber nach einer Weile lassen wir es schleifen. Das Joggen lassen wir immer häufiger ausfallen. Das ist ein Rückschlag und tut unserem Selbstwertgefühl nicht gut. Eine Minute zu joggen, ist ein Kinderspiel. Das bedeutet, wir haben täglich ein Erfolgserlebnis, was unserem Selbstwertgefühl guttut.

◆ ◆ ◆

#14 Entschleunigtes Arbeiten

In der heutigen Zeit haben wir häufig Leistungsdruck auf der Arbeit. Projekte und Aufgaben müssen schnell erledigt werden. Wir sind es gewohnt, mehrere Dinge gleichzeitig zu tun. Alles soll möglichst schnell gehen. Wir hetzen von einem Termin zum nächsten. Das bedeutet Stress. Wollen wir mehr Zufriedenheit in unserem Job, sollten wir unsere Arbeit entschleunigen. Das bedeutet nicht, dass wir deswegen automatisch eine schlechtere Leistung bringen. Im Gegenteil: zum einen sind wir weniger gestresst und deswegen leistungsfähiger. Zum anderen bedeutet schneller oft schlechter.

Typ: Grundpfeiler-Gewohnheit

Ziel: Achtsamkeit, stressfreies Arbeiten

Aktionsplan

Ich schlage dir fünf Möglichkeiten vor, wie du deine Arbeit entschleunigen kannst:[22]

1. Gib dir mehr Zeit: Aufgaben sollen möglichst schnell erledigt werden. Das ist gut fürs Unternehmen, aber nicht unbedingt für dich. Denn es bedeutet für dich Leistungsdruck und Stress. Deswegen erlaube dir, **doppelt** so lange für eine Aufgabe zu brauchen. Wenn du also beispielsweise schätzt, du brauchst 3 Stunden für diese Aufgabe, so gib dir 6 Stunden.

2. Eins nach dem anderen: Wir sind alle Experten in Multitasking. Es ist das Gegenteil von Achtsamkeit. Diese bedeutet, dass wir unsere gesamte Aufmerksamkeit auf eine Sache bringen. Es fühlt sich übrigens auch viel besser an. Also: Fokussiere dich immer nur auf eine einzige Sache.

3. "Nein", sagen lernen: Wir möchten beliebt sein. Deswegen sagen wir leider zu oft „ja“. Um uns selbst zu schützen, müssen wir lernen „nein“ zu sagen. Wenn dich also ein Kollege bittet, ob du nicht schnell etwas für ihn erledigen könntest, aber es passt gerade nicht für dich, so darfst du "nein" sagen. Frage dich immer, wie es für dich ist. Es ist übrigens o. k., „nein“ zu sagen. Du hast das Recht dazu.

4. Exzellenz-Einstellung: Versuche immer dein Bestes zu geben. Du wirst dich dadurch viel besser in deinem Job fühlen. Konzentriere dich also nicht, eine Aufgabe möglichst schnell zu erledigen, sondern möglichst gut. Vorsicht: Sei aber bitte nicht Perfektionist.

5. Erfreue dich am Prozess: Wir sind ergebnisorientiert. Es geht nicht so sehr darum, wie wir etwas erreichen, sondern was wir erreicht haben. Zufriedenstellender ist es allerdings, wenn wir uns auch am Prozess erfreuen. Denn die meiste Zeit verbringen wir mit dem Prozess. Lassen wir uns diese Zeit nicht verschwenden, sondern genießen sie. Auch wenn das Ergebnis nachher schiefgeht, so haben wir wenigstens den Prozess genossen.

> *"Der Weg ist das Ziel"*
> *Buddha*

◆ ◆ ◆

#15 Eat the frog

D. h. so viel wie: Erledige zuerst die schwierigste Aufgabe. Diese ist der Frosch. Warum wir überhaupt Frösche essen müssen, ist mir unklar. Aber es ist ja auch nur eine amerikanische Redewendung.

Typ: Unterstützungs-Gewohnheit

Ziel: Aufgaben erledigen, Prokrastination verhindern

An einem normalen Arbeitstag haben wir eine Liste von Aufgaben zu erledigen. Wir tendieren dazu, uns erst an die leichteren Themen zu machen. Das führt allerdings dazu, dass wir die schwierigste Aufgabe vor uns herschieben. Besser ist es, zuerst die schwierigste Aufgabe zu bewältigen. Dann haben wir es hinter uns. Das gibt uns Energie und wir können die weiteren Aufgaben leichter bewältigen. Deswegen: Fange deinen Arbeitstag mit der schwierigsten Aufgabe an!

◆ ◆ ◆

#16 Bewege dich alle 20 Minuten

Sitzen ist das neue Rauchen. Das ist ein markiger Spruch, aber er trifft ins Schwarze. Wir sind ein Volk der Sitzer geworden. Wir sitzen bei der Arbeit, im Auto und zu Hause auch noch. Durchschnittlich sitzen wir Deutschen 7,5 Stunden pro Tag. Jugendliche sitzen sogar noch mehr: 9 Stunden täglich. Eine unglaubliche Zahl. Sitzen gilt als ähnlich gefährlich wie Rauchen! Sitzen ist nicht gut für unseren Rücken. Es entstehen Verspannungen und Muskeln werden abgebaut. Lange Sitzen ist zudem ein Risikofaktor für Herz, Kreislauf, den Insulinstoffwechsel und es kann sogar zu Diabetes führen. Erstaunlich: Das Krebsrisiko wird ebenfalls erhöht. Laut einer Studie der Universität Regensburg erkranken Vielsitzer häufiger an Darmkrebs, Gebärmutterkrebs und Lungenkrebs.

Sitzen lässt sich leider nicht durch Sport kompensieren. Auch wenn wir am Ende des Tages noch ins Fitnessstudio gehen oder joggen, das Risiko für die Gesundheit durch das Sitzen bleibt.[23]

Es gibt eine Lösung: Stehe alle 20 Minuten auf.

Typ: Mikro-Gewohnheit

Ziel: Stressabbau

Aktionsplan

Studien haben gezeigt, dass du nur alle 20 Minuten aufstehen musst für ein oder zwei Minuten. Das reicht, um die Gesundheitsrisiken in den Griff zu kriegen. Du musst also gar nicht durch die Gegend gehen, oder auf der Stelle joggen, nein, einfach nur alle 20 Minuten aufstehen. Damit du es nicht vergisst, stelle einen Timer. Ich benutze gerne den *Redo Reminder*. Er ist super simpel und tut, was er soll.

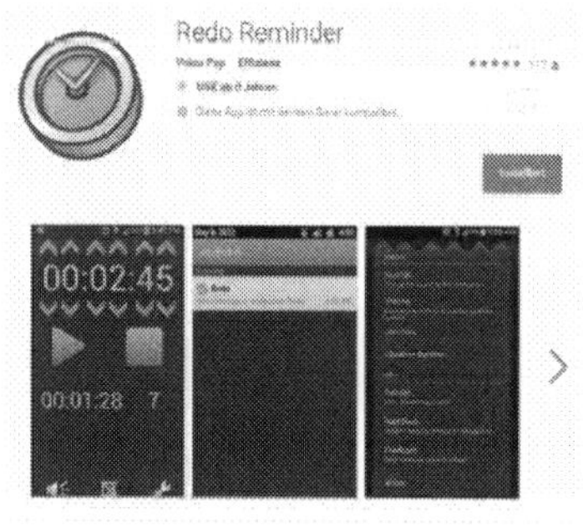

Wie oft? Wie lange? Alle 20 Minuten für ein bis zwei Minuten.

Tipps & Tricks

Nutze die Gelegenheit für Achtsamkeit: Einfach aufstehen reicht aus. Ich empfehle aber, dass du die Gelegenheit nutzt für etwas Stretching und Achtsamkeit. Siehe dir dazu dieses Video an: https://www.youtube.com/watch?v=N0zKbBDm8hs. Es dauert ein paar Minuten. Du musst allerdings nicht alle Übungen dieses Videos durchführen. Such dir ein paar, die dir gefallen, heraus. Wenn du allerdings etwas mehr Zeit hast, dann schadet es nicht, das ganze Übungsprogramm zu machen. Wie gesagt, es sind nur ein paar Minuten.

◆ ◆ ◆

#17 Pomodoro

Pomodoro ist der Hammer! Eine kurze Erklärung: Pomodoro ist eine einfache Arbeitstechnik. Man arbeitet 25 Minuten, macht 5 Minuten Pause und arbeitet wieder 25 Minuten. Usw. Das war's! Aber es funktioniert. Nach vier Blocks sollten wir eine längere Pause von 15 bis 20 Minuten einlegen. Alle meine Bücher und auch jetzt gerade in diesem Moment, in dem ich diese Zeilen schreibe, arbeite ich mit der Pomodoro-Technik. Ich mache immer zwei Blocks nacheinander: D. h. 25 Minuten arbeiten, 5 Minuten Pause, dann wieder 25 Minuten arbeiten.

Warum funktioniert diese Technik? Zum einen muss ich nur 25 Minuten arbeiten. Das ist überschaubar und nicht schlimm. Deswegen fällt es mir leicht, anzufangen. Ich nutze hier das Prinzip der Sonneneruptionstechnik. Man braucht etwas Zeit, so ca. 10 Minuten, um überhaupt in eine Aufgabe hineinzukommen. Dann erst fing der Flow an. Wahrscheinlich galt es also am höchsten, dass wir eine Aufgabe in den ersten 10 Minuten abbrechen. Wenn wir uns zu allem 25 Minuten verpflichten, dann bleiben wir am Ball.

Für die Pomodoro-Technik brauchen wir einen Timer. Ich selbst benutze die App „Brain Focus". Sie ist einfach, leicht zu bedienen und tut, was sie soll.

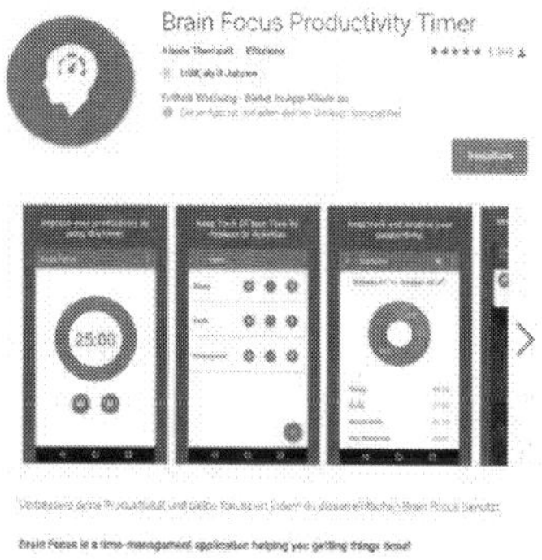

Die Pomodoro Technik erhöht ungemeinen die Konzentration. Der Erfinder der Technik, *Francesco Cirillo,* hat diese in den 1980er-Jahren entwickelt. Unsere Aufmerksamkeitsspanne ist nicht so dolle, aber 25 Minuten kriegen wir gerade so hin.

Typ: Unterstützungs-Gewohnheit

Ziel: Fokussiert Aufgaben erledigen

Aktionsplan

1. Welche Aufgabe möchtest du erledigen?

2. Mache den Timer an.

3. Mach gemäß dem Timer nach 25 Minuten 5 Minuten Pause.

4. Arbeite wieder 25 Minuten usw.

5. Nach 4 Blöcken à 25 Minuten mache eine Pause von 10 bis 15 Minuten.

Wie oft? Wie lange? Jedes Mal, wenn du konzentriert eine Aufgabe zu erledigen hast, kannst du die Pomodoro-Technik benutzt.

Tipps & Tricks

Was hat die Pomodoro-Technik eigentlich mit Stress zu tun? Konzentriertes Arbeiten hat etwas Meditatives. Wir schalten in diesem Moment unsere negativen Gedanken ab, und widmen uns nur der Arbeit. Danach fühlen wir uns gut. Außerdem ist es ein Mittel gegen Multitasking. In den 25 Minuten widmen wir uns ausschließlich der Arbeit. Kurz mal Facebook checken ist nicht. Deswegen reduziert diese Technik unseren Stress.

◆ ◆ ◆

#18 Mangel an Kontrolle im Job

Einer der wichtigsten Gründe für Stress am Arbeitsplatz ist der Mangel an Kontrolle. Wenn unser Chef uns ständig vorschreibt, wie wir unseren Job zu tun haben, so ist das stressig. Wenn wir keine Entscheidungsfreiheit haben, sondern wie Maschinen unseren Job tun müssen, so bedeutet das Stress.

Typ: Mindset-Gewohnheit

Ziel: Achtsamer und stressfreier Umgang mit Mangel an Kontrolle

Aktionsplan

Wenn du das Gefühl hast, du hast keine Kontrolle und du fühlst ich ärgerlich oder frustriert, so probiere folgende Übung:[24]

1. Beobachte deine Gedanken und Gefühle: Denke daran, sie mit wohlwollender Offenheit und Neugier zu beobachten. Du musst sie nicht ändern, sie müssen auch nicht weggehen. Beobachte nur, wie sie kommen und gehen.

2. Beobachte deinen Atem: Spüre wie dein Atem kommt und geht. Spüre die Sensationen deines Körpers.

3. Frage dich: Worüber habe ich jetzt Kontrolle? Schreibe diese Punkte auf.

Richte deine Aufmerksamkeit auf die Dinge, die du kontrollieren kannst. Es sind vermutlich mehr, als du denkst. Akzeptiere die Dinge, die du nicht kontrollieren kannst. Wenn du dich darüber ärgerst oder frustriert bist, so ändert das gar nichts. Du kannst sie dann noch immer nicht kontrollieren. Du fühlst dich einfach nur schlechter. Du wirst sehen, wenn du die Situation akzeptierst, wird es dir besser gehen.

Wie oft? Wie lange? Jedes Mal, wenn du dich ärgerst oder frustriert bist, weil du dich kontrolliert fühlst, mache diese Übung. Sie dauert nur ein paar Minuten.

Tipps & Tricks

Die Übung macht drei Dinge:

- Zum einen holt sie dich aus deinen negativen Gedanken heraus. Du wirst achtsam, beobachtest deinen Körper und deine Gedanken. Dadurch gewinnst du Abstand.
- Darüber hinaus macht sie dir deutlich, dass du doch eine Menge kontrollieren kannst. Klar, Teile deiner Arbeit kannst du nicht kontrollieren. Es gibt aber eine Menge Dinge, die die du im Griff hast: Du kannst deine Gedanken denken, du kannst deinen Körper bewegen. Du hast in deinem privaten Leben viele Dinge unter Kontrolle. Es gibt auch auf die Arbeit bezogen Punkte, die du kontrollieren kannst. Vielleicht kannst du sogar Dinge beeinflussen, von denen du einfach angenommen hast, du könntest sie nicht verändern. Vielleicht hast du mehr Spielraum, als du zuvor dachtest.
- Ferner machst du dir klar, dass es ein-

fach nichts bringt, frustriert oder ärgerlich über etwas zu sein, was du ohnehin nicht ändern kannst. Es ist ein Kampf gegen Windmühlen. Akzeptieren ist hier die klügste Wahl. Das Leben ist so: über einige Sachen haben wir die Kontrolle, über andere eben nicht. Haben wir die Kontrolle darüber, ob wir krank werden? Haben wir Kontrolle über das Wetter, den Verkehr und andere Schicksalsschläge? Wir ärgern uns auch nicht darüber, dass wir das Wetter nicht beeinflussen können. Also sollten wir entspannt damit umgehen, dass wir unsere Arbeit auch nicht völlig unter Kontrolle haben.

◆ ◆ ◆

#19 Achtsamkeit und schwierige Job-Beziehungen

Anders als im Privatleben, können wir uns die Personen, mit denen wir arbeiten, nicht aussuchen. Es gibt immer jemanden, mit dem wir eine schwierige Beziehung haben. Es kann der Chef sein, Kollegen oder Klienten. Solche schwierigen Beziehungen können uns sehr stressen. Wir können allerdings lernen, damit achtsam umzugehen. Dadurch wird unser Stress deutlich reduziert.

Typ: Grundpfeiler-Gewohnheit

Ziel: Stressfreie Job-Beziehungen

Aktionsplan

1. Was geht hier vor? Finde heraus, was wirklich hier vorgeht. Warum genau finde ich diese Person schwierig? Was sind meine Gedanken, Gefühle und Körperempfindungen dazu? Dadurch dass du dir der Situation bewusst wirst, bist du besser gewappnet, damit umzugehen.

2. Wessen Problem ist es? Gerne geben wir anderen Leuten die Schuld. Nun schauen wir aber genau hin: Habe ich das Problem mit dem anderen, oder der andere mit mir? Vielleicht meint die „schwierige" Person das gar nicht negativ. Vielleicht sind wir sogar die schwierige Person. Kann das vielleicht sein?

3. Praktiziere Achtsamkeit vor dem Treffen: Nimm dir ein paar Minuten Zeit, um auf deinen Atem zu achten, mache eine kurze Meditation. Wichtig ist, dass du offen und unvoreingenommen in das Treffen hineingehst.

Martin empfand seinen Boss als schwierig: „Warum gibt er mir immer solche schwierigen Aufgaben? Meine Kollegen kriegen die leichten Projekte. Ich aber das komplizierte Zeugs." Beim nächsten Treffen nahm sich Martin vor, achtsam zu sein. Er ging offen in das Treffen hinein. Er brachte das Thema zur Sprache. Sein Chef entgegnete: „Deine Projekte sollen auch schwieriger sein. Denn du bist mein bester Mann und ich hoffe, ich kann dich bald befördern." Es stellt sich also heraus, dass sein Chef es gut meinte. Martin war also die schwierige Person.

4. Sei weiterhin achtsam: Beobachte dich selbst und deine Reaktionen während des Meetings. Welche Gedanken und Körperempfindungen hast du? Wie geht es dir nach dem Meeting?

Oft stellt sich heraus, dass unsere Bewertungen und Gedanken das Schwierige an einer Situation sind. Es ist nicht die andere Person, es sind unsere negativen Gedanken. Wenn es aber im schlimmsten Fall doch so ist, dass die andere Person wirklich schwierig ist, so akzeptiere das. Leider hast du keine Kontrolle über die andere Person. Du kannst den Gedanken nicht magisch beeinflussen. Akzeptiere das, dann wirst du dich gleich besser fühlen.

Wie oft? Wie lange? Immer wenn du mit „schwierigen" Personen zu tun hast, kannst du diese Technik anwenden.

Tipps & Tricks

- Oft stellt sich heraus, dass unsere Bewertungen und Gedanken das Schwierige an einer Situation sind. Es ist nicht die andere Person, es sind unsere negativen Gedanken.
- Natürlich kann es aber auch so sein, dass die andere Person schwierig ist. Es wäre natürlich schön, wenn wir immer mit einfachen und unkomplizierten Leuten arbeiten könnten. Leider ist das nur ein frommer Wunsch. In der Realität ist es anders, wir haben mit schwierigen Per-

sonen zu tun. Anstatt damit zu hadern und dadurch die Situation noch schwieriger zu machen, sollten wir dies akzeptieren. Wenn wir im inneren Frieden damit schließen, können wir besser und klarer mit der Situation umgehen.

- Es kann auch sein, dass beide Personen dazu beitragen. Du bist schwierig, die andere Person schwierig, beide denken: „Ich selbst mache alles richtig, warum ist er nur so kompliziert?“ Durch Achtsamkeit wirst du herausfinden, wie die Lage ist und besser damit umgehen können.

◆ ◆ ◆

#20 Bewahre maximale Leistungsfähigkeit durch Achtsamkeit

Sind wir unter Druck, so können wir unterschiedlich damit umgehen. Achtsamkeit ist die beste Wahl. Oft aber entwickeln wir Widerstände und Stress. Wir ärgern uns: „Warum habe ich nur wieder so viel zu tun? Kann das nicht ein Kollege machen? Das ist so anstrengend, ich fühle mich jetzt schon fertig.“ Solche negativen Gedanken machen die Sache noch anstrengender und schwieriger. Wäre es nicht schön, wenn wir ganz entspannt und gelassen an einer Aufgabe arbeiten könnten?

Es scheint unlogisch, aber in solchen Momenten ist es besser, wenn wir uns ein paar Minuten Zeit nehmen und folgenden Aktionsplan anwenden. Er stellt unseren inneren Frieden wieder her und wir können herausfinden, was unserer Produktivität guttut.

Typ: Mikro-Gewohnheit

Aktionsplan

1. Setze dich auf deinen Bürostuhl: Richte deine Aufmerksamkeit auf deine Körperempfindungen und atme bewusst. Schließe deine Augen oder halte sie in einem weichen Fokus.

2. Beobachte deine Gedanken: Achte wertfrei und ohne sich in sie zu verwickeln auf deine Gedanken. So als ob du einen Film sehen würdest.

3. Beobachte deinen Körper: Achte vor allem auf die Bereiche, wo du gerne mal verspannt bist. Versuche die Spannung loszulassen.

4. Frage dich: „Was brauche ich in diesem Moment, um zu meiner maximalen Leistungsfähigkeit zurückzukehren?" Warte auf eine Antwort. Vielleicht reicht es aus, wenn du dich einfach nur etwas entspannst. Vielleicht ist es gut, wenn du einen kleinen Spaziergang an der frischen Luft machst. Oder eine kleine Kaffeepause mit einem kurzen Schwatz mit netten Kollegen. Es kann auch sein, dass du einfach besser erst an etwas anderem arbeitest.

Wie oft? Wie lange? Jedes Mal, wenn du fühlst, dass deine Leistungsfähigkeit nachlässt. Mache diese Technik regelmäßig. Sie wird deine Leistungsfähigkeit steigern.

Tipps & Tricks

- Negative Gefühle, Anspannung und Hektik sind nie gut: Sie schaden unserer Produktivität und unserer Gesundheit. Negative Zustände verbrauchen Energie. Die brauchen wir genügend für unsere Arbeit. Daher ist es besser, wenn wir entspannt und in innerem Frieden arbeiten.
- Diese Übung dauert nur ein paar Minuten. Sie kann aber Stunden von unkonzentrierten angespanntem Arbeiten verhindern. Wir sitzen dann auf unserem Bürostuhl, sind angespannt und gestresst. Stress wirkt Leistungsfähigkeit entgegen.

Kurze Zusammenfassung

- Arbeit ist einer der großen Stressoren in unserem Leben. In diesem Kapitel findest du spezielle Job-bezogene Anti-Stress-Techniken. Selbstverständlich kannst du auch die Techniken aus dem Kapitel "Achtsamkeit ist eine eierlegende Wollmilchsau" und "Anti-Stress-Schalter" anwenden.
- **Grundpfeiler-Gewohnheiten**: #11 Benutze die ABC-Methode, um mit Störungen und Unterbrechungen umzugehen, #14 entschleunigtes Arbeiten

- **Mindset-Gewohneiten**: #18 Mangel an Kontrolle im Job, #19 Achtsamkeit und schwierige Job-Beziehungen
- **Unterstützungs-Gewohnheit**: #12 eigene Unterbrechungen vermeiden, #13 Die Sonneneruptionstechnik, #15 Eat the frog, #17 Pomodoro
- **Mikro-Gewohnheit**: #16 Bewege dich alle 20 Minuten, #20 Bewahre maximale Leistungsfähigkeit durch Achtsamkeit

KAPITEL 5: BEZIEHUNGEN (#21 BIS #30)

"10 % aller Konflikte entstehen aufgrund unterschiedlicher Meinungen und 90 % aufgrund des falschen Tonfalls."

In diesem Kapitel ...

- Wie du mit zwei Spielen bzw. Übungen deine Partnerschaft aufblühen lässt
- Wie die richtige Einstellung Streite vermeidet
- Fair streiten ist das A und O einer stressfreien Beziehung

Beziehungen können sehr viel Stress verursachen. Zusammen mit dem Job sind Beziehungen der Stressauslöser Nummer eins. Es geht nicht nur um partnerschaftliche Beziehungen, sondern auch um andere. In diesem Kapitel konzentrieren wir uns allerdings auf Partnerschaften. Die meisten Techniken lassen sich allerdings auch auf andere Beziehungen anwenden, wie zum Beispiel die Beziehung zu einem Kollegen etc.

Am Anfang des Kapitels lernst du zwei Techniken oder Gewohnheiten kennen, die deine Beziehung aufblühen lassen. Danach geht es um Einstellungen. Eine positive und konstruktive Einstellung zu deinem Partner und zu deiner Beziehung ist sehr wichtig.

◆ ◆ ◆

#21 Beziehungen stärken: Bringe deine Partner-Landkarte auf den neuesten Stand

Eigentlich wissen wir alle, wie wir unsere Beziehungen aufblühen lassen können. Wir müssen uns nur an den Beginn unserer Partnerschaft erinnern: die ersten Monate, das erste Jahr des Verliebtseins. War das nicht eine schöne Zeit? Damals waren wir sehr an unserem Partner interessiert. Wir wollten alles über ihn wissen.

Auch wenn du einige Jahre mit deinem Partner zusammen bist, kannst du das noch immer machen. Interessiere dich für deinen Partner. Frage deinen Partner, wenn er nach Hause kommt, wie seine Arbeit war. Höre ihm aufrichtig zu. Wenn dein

Partner von seinem Tag erzählt, höre ihm wirklich zu. Nimm dir dafür Zeit. Gut wäre es, wenn du nebenbei keine E-Mail checkst, dein Facebook-Profil aufrufst oder WhatsApp Nachrichten liest. Du solltest dich ganz auf deinen Partner konzentrieren. Frage nach den Wünschen und Träumen deines Partners. Mit einem Satz: Lerne ihn neu kennen. Ich empfehle dir dazu ein Partnerspiel: „Wer bin ich?" Dabei lernst du deinen Partner auf spielerische Weise näher und intensiver kennen. Seinen Partner zu kennen, ist sehr wichtig in einer Beziehung.

Partnerspiel: Wer bin ich?

Typ: Grundpfeiler-Gewohnheit

Ziel: Lerne deinen Partner besser kennen. Das ist eine wichtige Grundlage für eine harmonische Beziehung.

Aktionsplan

Dieses Spiel hat sich bewährt. Spiele es so oft, wie es geht. Die Spielregeln sind wie folgt:

1. **Schritt**: Wähle mit deinem Partner zufällig 20 Zahlen aus, die zwischen eins und 60 liegen.
2. **Schritt**: Einer fängt an und stellt die Fragen, die den Zahlen zugeordnet sind. Angenommen die Frau fängt an und die Zahl 7 ist die erste Zahl. Dann fragt sie ihren

Mann: „Beschreibe genau, was ich gestern oder vorgestern gemacht habe." Antwortet der Mann richtig, so erhält er die angegebene Punktzahl. In diesem Fall vier Punkte. Die Frau beurteilt, ob die Antwort des Mannes richtig ist. Ist sie richtig, so erhält sie einen Punkt. Ist die Antwort falsch, so erhält keiner der beiden einen Punkt. Nachdem der Mann nach bestem Wissen und Gewissen alle 20 Fragen beantwortet hat und sich alle beide ihre Punkte notiert haben, wird gewechselt.

3. **Schritt**: Nach dem Wechsel stellt der Mann die Fragen. Die Frau beantwortet sie. Wer am Ende die meisten Punkte hat, hat gewonnen.

Fragen:

1. Nenne meine beiden besten Freunde. (2)
2. Welche Musikgruppe, welchen Komponisten oder welches Instrument mag ich am liebsten? (2)
3. Was hatte ich an, als wir uns zum ersten Mal sahen? (2)
4. Nenne eines meiner Hobbys. (3)
5. Wo bin ich geboren? (1)
6. Welchen Problemen sehe ich mich derzeit gegenüber? (4)
7. Beschreibe genau, was ich gestern oder vorgestern gemacht habe. (4)
8. Wann habe ich Geburtstag? (1)
9. Wann ist unser Hochzeitstag? (1)
10. Welchen meiner Verwandten mag ich am

liebsten? (2)
11. Was ist mein größter Traum? (5)
12. Welche Pflanze habe ich am liebsten? (2)
13. Wovor habe ich am meisten Angst, oder was wäre für mich die größte
Katastrophe? (3)
14. Zu welcher Tageszeit habe ich am liebsten Sex? (3)
15. Womit meine ich, mich am besten auszukennen? (4)
16. Was macht mich sexuell an? (3)
17. Was ist mein Lieblingsgericht? (2)
18. Wie verbringe ich am liebsten einen Abend? (2)
19. Was ist meine Lieblingsfarbe? (1)
20. Welche persönlichen Verbesserungen möchte ich in meinem Leben erreichen? (4)
21. Über welches Geschenk würde ich mich am meisten freuen? (2)
22. Welches ist meine schönste Kindheitserfahrung? (2)
23. Welchen Urlaub fand ich am schönsten? (2)
24. Wie möchte ich am liebsten beruhigt werden? (4)
25. Wer (außer dir) unterstützt mich am meisten? (3)
26. Welche Sportart mag ich am liebsten? (2)
27. Wie verbringe ich am liebsten meine Freizeit? (2)
28. Wie verbringe ich am liebsten mein Wochenende? (2)

29. Wo bestelle ich am liebsten Essen, oder in welches Restaurant gehe ich am liebsten, wenn ich mal nicht kochen will? (3)
30. Was ist mein Lieblingsfilm? (2)
31. Welche wichtigen Ereignisse liegen gerade vor mir? Was denke ich darüber? (4)
32. Wie löse ich am liebsten Probleme? (2)
33. Wer war mein bester Freund in der Kindheit? (3)
34. Nenne eine meiner bevorzugten Illustrierten. (2)
35. Nenne einige meiner wichtigsten Rivalen oder Feinde. (3)
36. Wie sieht für mich der ideale Job aus? (4)
37. Wovor habe ich am meisten Angst? (4)
38. Welchen Verwandten mag ich am wenigsten? (3)
39. Welchen Feiertag mag ich am liebsten? (2)
40. Welche Art von Büchern lese ich am liebsten? (3)
41. Welches ist meine liebste Fernsehshow? (2)
42. Welche Seite des Betts ziehe ich vor? (2)
43. Worüber bin ich am meisten traurig? (4)
44. Nenne eine meiner Sorgen oder Ängste. (4)
45. Vor welchen medizinischen Problemen habe ich Angst? (2)
46. Was war mir besonders peinlich? (3)
47. Welche ist meine schlimmste Erfahrung aus der Kindheit? (3)
48. Nenne zwei der Menschen, die ich am meisten bewundere. (4)

49. Welche Kleidung trage ich gern? (3)
50. Wen mag ich von allen Menschen, die wir beide kennen, am wenigsten? (3)
51. Welchen Nachtisch mag ich am liebsten? (2)
52. Wie lautet meine Telefonnummer im Büro? (2)
53. Nenne einen meiner Lieblingsromane. (2)
54. In welches Restaurant gehe ich am liebsten? (2)
55. Welche Hoffnungen, Wünsche, Sehnsüchte habe ich? Nenne zwei. (4)
56. Habe ich einen geheimen Ehrgeiz? Wie sieht er aus? (4)
57. Welches Essen verabscheue ich? (2)
58. Welches Tier mag ich am liebsten? (2)
59. Welches ist mein Lieblingslied? (2)
60. Welche Sport-Mannschaft mag ich am liebsten? (2)

Wie oft? Wie lange? Spiele das Spiel so häufig wie möglich. Es sollte aber noch Spaß machen. Für eine Dauer von drei Monaten spiele es mindestens einmal pro Woche.

Tipps & Tricks

Bleibe spielerisch: Wichtig ist, dass es Spaß macht. Du kannst ruhig Ehrgeiz entwickeln und gewinnen wollen. Das ist O. K.. Wichtig: Siehe das Spiel nicht als therapeutische Pflicht-Übung, die du machen musst.

Ich hoffe, das Spiel gefällt dir und deinem Partner. Probiere es aus, du wirst erstaunt sein, wie viel Spaß es macht und wie wirkungsvoll es ist. Nach einiger Zeit werdet ihr euch besser kennen. Dies ist eine wertvolle und wichtige Basis für das Glück deiner Partnerschaft.

◆ ◆ ◆

#22 Beziehungen stärken: Pflege Zuneigung und Bewunderung für einander

In einer guten Ehe oder Beziehung mögen sich die Partner. Es geht nicht immer um große Gefühle wie Liebe und Leidenschaft. Nein, sich gegenseitig zu mögen und wertzuschätzen, ist das Fundament. Das bedeutet, du findest einen Partner charmant oder gut aussehend. Du schätzt seine Stimme oder wie er lacht. Es gibt viele Möglichkeiten. Erinnerst du dich noch an den Anfang einer Beziehung? Wie viele Dinge du an deinem Partner gut fandest? Nach ein paar Jahren Beziehungen kann so etwas verloren gehen.

Um eine gute Beziehung aufrechtzuerhalten, ist es wichtig, dass du deinen Partner magst und ihn gut findest. Deswegen: Trainiere Zuneigung für deinen Partner. Wie trainiert man das? Indem du über die positiven Eigenschaften deines Partners nachdenkst und redest. Du kannst auch folgende Übung machen. Sie ist von John Gottman, dem Einstein der Liebe, entwickelt worden. Es ist eine tolle Übung, mit der du Zuneigung und Wertschätzung auf einfache Art trainierst.

Partnerübung: Was ich an dir mag

Typ: Grundpfeiler-Gewohnheit

Ziel: Du wirst dir der positiven Eigenschaften deines Partners bewusst. Dadurch dass du's deinem Partner mitteilst, entsteht Nähe und Zuneigung.

Aktionsplan

1. Schritt: Setze dich mit deinem Partner zusammen. Einer fängt an und sucht sich aus der folgenden Liste genau drei Eigenschaften heraus, die er bei seinem Partner am meisten schätzt.

1. Liebevoll,
2. Empfindsam,
3. Mutig,
4. Intelligent,
5. Rücksichtsvoll,
6. Großzügig,
7. Treu,
8. Ehrlich,
9. Stark,
10. Energiegeladen,
11. Sexy,
12. Entschieden,
13. Kreativ,
14. Fantasievoll,

15. Humorvoll,
16. Attraktiv,
17. Interessant,
18. Unterstützend,
19. Witzig,
20. Aufmerksam,
21. Herzlich,
22. Ordentlich,
23. Einfallsreich,
24. Sportlich,
25. Fröhlich,
26. Koordiniert,
27. Anmutig,
28. Elegant,
29. Dankbar,
30. Verspielt,
31. Besorgt,
32. Ein großartiger Freund,
33. Aufregend,
34. Sparsam,
35. Voller Pläne,
36. Schüchtern,

37. Verletzlich,
38. Bestimmt,
39. Beschäftigt,
40. Ausdrucksstark,
41. Aktiv,
42. Vorsichtig,
43. Zurückhaltend,
44. Abenteuerlustig,
45. Aufnahmefähig,
46. Verlässlich,
47. Verantwortungsvoll,
48. Zuverlässig,
49. Versorgend,
50. Warm,
51. Agil,
52. Freundlich,
53. Sanft,
54. Praktisch,
55. Lustvoll,
56. Schlau,
57. Entspannt,
58. Schön,

59. Gutaussehend,
60. Reich,
61. Ruhig,
62. Lebendig,
63. Ein wundervoller Partner,
64. Ein wundervoller Vater/ eine wundervolle Mutter,
65. Anspruchsvoll,
66. Beschützend,
67. Süß,
68. Zärtlich,
69. Kraftvoll,
70. Flexibel,
71. Verständnisvoll,
72. Völlig verrückt.

2. Schritt: Überlege dir, warum genau du diese Eigenschaften schätzt. Überlege dir eine Gelegenheit, in der dir das besonders aufgefallen ist.

3. Schritt: Teile diese drei Eigenschaften und die Begebenheit deinem Partner mit. Sei dabei ruhig ausführlich und positiv. Nachdem du geendet hast, ist dein Partner am Zug.

Wie oft? Wie lange? Ein bis dreimal pro Woche für ein bis drei Monate.

Tipps & Tricks

- **Variiere die Eigenschaften:** Versuche beim nächsten Durchgang zwei andere Eigenschaften zu finden, die du an deinem Partner gut findest.
- **Drei Eigenschaften?** Es kommt vor, dass es schwierig ist, drei Eigenschaften zu finden, die du an deinem Partner schätzt. Sei großzügig. Dein Partner muss diese Eigenschaft nicht perfekt erfüllen. Sei ruhig etwas flexibel.
- **Nur drei Eigenschaften?** Es gibt Paare, die finden viel mehr als nur drei Eigenschaften. Wähle trotzdem jeweils nur drei aus. Du kannst gerne beim nächsten Durchgang andere Eigenschaften nehmen.

Diese Übung wirkt außerordentlich gut. Probiere es aus. Du kannst diese Übung regelmäßig durchführen. Diese Übung ist als Starthilfe gedacht. Achte im Alltag auf die positiven Eigenschaften deines Partners. Wenn dir etwas auffällt, teile es deinem Partner mit. Es spricht nichts dagegen, deinen Partner zu loben. Er wird sich freuen – und sich revanchieren. Dann wirst auch du gelobt. Es entsteht eine Aufwärtsspirale. Ich weiß nicht, wie es in dir geht, aber ich freue mich jedes einzelne Mal, wenn ich gelobt werde.

Du kannst ein **Ritual** daraus machen. Wenn ihr beispielsweise gemeinsam zu Abend esst, beginne das

Essen damit, etwas Positives über deinen Partner zu sagen. Natürlich sollte es aufrichtig sein und von Herzen kommen.

◆ ◆ ◆

#23 Beachte die Gottman-Konstante

Die *Gottman-Konstante* ist von dem Einstein der Liebe, John Gottman, entwickelt worden. Es ist eine Konstante, die das Ergebnis einer Studie mit mehreren Tausend Paaren darstellt. Es lohnt sich, diese Konstante zu beachten.

In jeder Beziehung gibt es Konflikte und Streitpunkte. Im Eifer des Gefechts sind wir nicht immer zimperlich: „Du bringst nie den Müll runter! Du bist so faul!“ Dies ist für den Partner verletzend. Verletzungen sind schlecht für eine Beziehung. Aber wir können eine Verletzung sozusagen ungeschehen machen, wir können sie neutralisieren. Dies schaffen wir, indem wir die Gottmann-Konstante beachten. Sie besagt, wir können eine negative Aktion ungeschehen machen, wenn wir fünf positive Aktionen gegenüberstellen. Das bedeutet, verletzen wir unseren Partner einmal, so müssen wir ihn fünfmal in den Arm nehmen, küssen, etwas Lobendes sagen, sich entschuldigen usw.

Typ: Mindset-Gewohnheit

Ziel: Stärkung des Positiven

Aktionsplan

Die Gottman-Konstante bezieht sich auf das Verhältnis von positiv und negativ in einer Beziehung. Wird das Verhältnis von

5 : 1

eingehalten, so nimmt die Beziehung keinen Schaden. Das bedeutet eine Kränkung, oder Kritik sollten fünf positive Handlungen entgegenstehen.

Wann? Wie oft? Jedes Mal, wenn du deinen Partner negativ angehst oder angegangen bist.

Tipps & Tricks

- Beispiel: Paula beschwert sich: „Du bist so faul, Dennis, kannst du nicht mal deine Sachen wegräumen? Immer lässt du deine Klamotten auf dem Boden liegen. Und ich muss sie dann aufräumen!“ Dies ist eine Kritik. Wir Menschen sind empfindlich. Wir mögen es nicht, kritisiert zu werden. Das bedeutet, Paula sollte nun fünf positive Sachen zu Dennis sagen oder fünf positive Dinge tun, wie ihn in den Arm nehmen, ihn küssen oder Ähnliches, damit die Beziehung keinen Schaden durch die Kritik von Paula nimmt.
- Halten wir uns also besser zurück, wenn wir kritisieren oder anderweitig negativ sind. Es schadet es immens und kostet einige Mühen, dies wieder gutzumachen.
- Erstaunlich ist, dass Verletzungen viel

schwerer wiegen, als positive Aktionen. Aber so ist es nun mal. Passen wir also auf, dass wir die Gottman-Konstante beachten.

◆ ◆ ◆

#24 Willst du recht haben oder glücklich sein?

Heftige Streite führen auf Dauer dazu, dass unsere Beziehung den Bach runtergeht. Häufig laufen Streite so ab: „Du bist schuld!“ „Nein, du bist schuld!“ Und so geht das weiter in einer endlosen Schleife. Keiner möchte zurückstecken, jeder möchte recht haben. Ist es wirklich so wichtig, recht zu haben? Wenn unsere Beziehung gescheitert ist, haben wir etwas davon, dass wir recht hatten? Nein!

Glücklich sein ist wichtiger. Meinst du nicht auch? Wir haben alle ein Riesenego: Wir wollen, dass unser Partner zugibt, dass er im Unrecht ist. Wir wollen, dass unser Partner sagt, dass wir im Recht sind. Leider sieht die Realität anders aus. Unser Partner wird es wahrscheinlich nicht sagen, genauso wenig wie wir. Das hat zur Folge, dass sich die Fronten verhärten.

Deswegen ist es eine gute Einstellung, nicht recht haben zu wollen, sondern lieber Frieden. Wenn dein Ziel im Streit nicht ist, recht zu haben, sondern den Streit beizulegen, so wirst du Erfolg haben. Deswegen mache dir vor einem Streit klar, was du möchtest.

Typ: Mindset-Gewohnheit

Ziel: Fair streiten

Aktionsplan

Wie kann ich diese Einstellung in mein Leben integrieren?

1. Nimm dir ein paar Minuten und überlege, in welchen Situationen und Konflikten du besonders stark recht haben möchtest.

2. Suche dir davon einen besonders intensiven und hartnäckigen Konflikt heraus. Lasse den Streit vor deinem inneren Auge ablaufen und überlege, inwieweit deine Einstellung recht haben zu wollen, zum Streit beigetragen hat.

3. Überlege nun, wie der Konflikt anders verlaufen würde, wenn deine Einstellung wäre: „Ich möchte glücklich sein, recht haben ist mir nicht wichtig."

4. Beim nächsten Konflikt versuche die „glücklich-sein-Einstellung" anzuwenden. Das wird sicher nicht leicht. In unserer Gesellschaft ist es wichtig, recht zu haben. Dabei ist glücklich-sein wichtiger! Du kannst in der Konfliktsituation ein Mantra benutzen:

„Dass meine Beziehung glücklich ist, ist mir am wichtigsten. Mir ist es wichtiger, den Konflikt beizulegen, als dass ich recht habe."

Wie oft? Wie lange? Jedes Mal, wenn du einen kleineren oder größeren Konflikt mit deinem Partner hast.

Tipps & Tricks

- **Recht haben zu wollen, ist tatsächlich unwichtig**. Wir haben recht, na und? Leider hat Recht-haben-wollen negative Nebeneffekte: Viele Konflikte eskalieren nur dadurch, dass wir von unserem Standpunkt nicht abweichen wollen. Wir wollen recht haben, unser Partner soll sich entschuldigen. Wenn wir dagegen glücklich-sein als oberste Priorität haben, dann ist es uns einfach nur wichtig, den Streit beizulegen, wir sehen dann, dass unser Partner verletzt ist. Wir öffnen unser Herz und können Mitgefühl haben. Unser Partner sieht, dass wir nicht auf unserem Standpunkt beharren und kann dadurch auch leichter von seinem Standpunkt abweichen. Wenn erst einmal beide Partner ein offenes Herz haben, und dem anderen offen zu hören, können Konflikte oft leicht beigelegt werden.
- **Manchmal ist Vorsicht geboten**: Allerdings muss man auch hier gelegentlich aufpassen. Wenn nur immer du nachgibst, und dein Partner dies ausnutzt, um seine Interessen einseitig durchzusetzen, läuft etwas falsch.

◆ ◆ ◆

#25 Nimm gute Gründe an

Ärger entsteht, wenn wir ein Bedürfnis haben und es nicht erfüllt wird.

Sabine ärgert sich: „Du bist schon wieder zu spät: Jetzt müssen wir uns beeilen, der Film fängt gleich an. Warum machst du das immer mit mir? Ich bin dir gar nicht wichtig – stimmt's?“ Sabine attackiert Max. Sie ist sehr ärgerlich. Hinter ihrem Ärger steht das Bedürfnis nach Wertschätzung, Sicherheit und Liebe. Sie ist unsicher: Sabine hat das Muster, dass sie schnell denkt, dass Max sie gar nicht liebt. Max dagegen sieht nur, dass Sabine wieder mal aus einer Mücke einen Elefanten macht. Er ist genervt, dass sie ihn wegen 10 Minuten attackiert. "Sie ist so zickig und aggressiv", denkt er sich, „sie nimmt überhaupt gar keine Rücksicht auf meine Gefühle. Wie kann man nur so unhöflich sein?“

Wenn wir uns angegriffen fühlen, so unterstellen wir allzu schnell negative Motive. Das hindert uns daran, mitfühlend zu sein. Wir gehen in eine Abwehrhaltung und kontern zurück. Da kann schnell ein Streit entstehen.

Hinter jedem Ärger und jedem Angriff deines Partners steht ein Bedürfnis. Oftmals ist es ein Bedürfnis nach Wertschätzung, Sicherheit oder Liebe. Konzentrieren wir uns nicht zu sehr auf das, was dein Partner dir an den Kopf wirft, sondern auf das Bedürfnis dahinter.

Wenn Max erkennt, dass Sabine eigentlich nur Wert-

schätzung und Liebe haben möchte, so kann er empathisch und ruhiger mit ihrem Ärger umgehen.

Typ: Mindset-Gewohnheit

Ziel: Fair streiten

Aktionsplan

1. Überlege, welches Bedürfnis hinter dem Verhalten deines Partners steckt. Ist es Wertschätzung, Sicherheit oder Liebe?

2. Unterstelle gute Gründe, und versuche mitfühlend und verständnisvoll mit deinem Partner umzugehen. Geh nicht in eine Abwehrhaltung oder kontere zurück.

Wie oft? Wie lange? Jedes Mal, wenn du merkst, dass du deinen Partner verurteilst. Jedes Mal, wenn du in einem Konflikt mit deinem Partner bist.

Tipps & Tricks

Es ist nicht immer leicht, wenn wir angegriffen werden, ruhig und empathisch zu bleiben. Es ist eine Herausforderung. Wenn's nicht klappt, so ist das o. k. Wenn es klappt, umso besser. Wenn du mit deinem Partner mitfühlend umgehen kannst, kann sich der Streit beruhigen.

◆ ◆ ◆

#26 Ich-Botschaften

Kennst du das? Eine Kleinigkeit läuft schief und

daraus wird dann ein dicker fetter Streit mit deinem Partner. Aus einer Mücke wird ein Elefant gemacht. Woran liegt das? Ein Grund dafür ist, dass wir destruktiv und verletzend miteinander reden. Oder anders gesagt, die Wurzel allen Übels sind *Du-Botschaften.*

David ärgert sich: „Lea, du bist schon wieder zu spät! Kannst du nie pünktlich sein? Du hast bestimmt wieder mit deiner Freundin telefoniert und es ist dir scheißegal, dass ich warten muss!" Lea fühlt sich ungerecht behandelt und verletzt. Sie kontert zurück: „Du stellst dich immer so an. Vor zwei Wochen warst du doch auch zu spät! Aber das vergisst du sofort. Wir kommen doch nur ein wenig später zu deinen Freunden. Ist das so schlimm? Dir sind deine Freunde doch eh wichtiger als ich! Alles ist wichtiger als ich!" Die beiden streiten sich, es entsteht ein dicker Konflikt.

Was sind ***Du-Botschaften****? Sie werden häufig in einem ärgerlichen oder lauten oder aggressiven Ton vorgebracht. Sie enthalten:*

- Kritik, Abwertung oder Ablehnung
- Schuldzuweisung
- Bestrafung
- Besserwisserei

Dadurch fühlen wir uns angegriffen. Wir sind beleidigt, ziehen uns zurück oder kontern. Häufig entsteht ein Streit.

Beispiele für Du-Botschaften sind: „Du bist immer

zu spät!“, „Ich bin dir scheißegal!“, „Alles ist wichtiger als ich!“

Lohnt es sich wirklich, wegen ein paar Minuten zu spät kommen so zu streiten? Wie sollten wir am besten mit solchen Situationen umgehen? Fakt ist, Lea war zu spät und David musste warten. Wie sollte David Lea am besten kritisieren? Hier kommt eine geniale Kommunikations-Strategie ins Spiel: die ich-Botschaften.

Typ: Grundpfeiler-Gewohnheit

Ziel: Fair streiten

Aktionsplan

1. Beobachtung ohne Bewertung:

Bei diesem ersten Schritt geht es darum, dass wir nur über reine Fakten sprechen. Fakten sind in den seltensten Fällen das Problem, sondern unsere Verurteilungen dazu.

Beispiel: „Wir waren um 20:00 Uhr verabredet. Du kamst um 20:10 Uhr.”

Wichtig: Wörter wie “immer”, “dauernd”, “oft”, “ständig” vermeiden. Sie stellen eine unterschwellige Bewertung dar und führen meist dazu, dass der oder die Angesprochene sich unzulässig bewertet fühlt.

2. Gefühle ausdrücken:

Anstatt den anderen anzugreifen und zu sagen: „**Du** kommst immer zu spät!“, reden wir von unseren Gefühlen: „Ich fühle mich nicht wertgeschätzt, wenn du zu spät bist.“ Deswegen heißt es „Ich-Botschaften“. Wir bleiben bei uns, wie wir uns fühlen. Natürlich sollte der Tonfall auch dazu passen. Optimal wäre es, wenn wir nicht laut werden oder aggressiv.

Wichtig: Viele Begriffe, die wir für Gefühle benutzen, drücken eine Bewertung des aus, so z. B. missverstanden, unterdrückt, missbraucht, getäuscht etc. es sind also keine echten Gefühlsäußerungen, sondern indirekte Bewertungen. Wir sollten also darauf achten, dass wir wirklich über unsere Gefühle reden.

3. Eigene Bedürfnisse ausdrücken:

Beispiel: „Ich brauche Sicherheit und Wertschätzung von dir”.

Negative Gefühle entstehen, weil deine Bedürfnisse nicht erfüllt sind und nicht, weil dein Gegenüber sich so oder so verhält. Also nicht “Ich bin ärgerlich, weil du ...”, sondern: “Ich bin ärgerlich, weil ich ... brauche”!

4. Eine Bitte formulieren.

Beispiel: “Ich würde mich freuen, wenn du pünktlich bist oder mir rechtzeitig Bescheid sagst, dass du später kommst. Vielleicht kannst du dich sogar entschuldigen und mich in den Arm nehmen.”

Die Bitte stellt die “Brücke” dar, über die die Kommunikation mit dem Empfänger wieder in Gang gebracht wird.

Wichtig: Eine Bitte ist keine Forderung und kein Befehl. Bei Ich-Botschaften geht es um Toleranz und Verständnis. Befehle und Forderungen sind fehl am Platz. Eine Bitte bedeutet, dass dein Partner sie auch abschlagen kann.

Wann? Wie oft? Jedes Mal bei einem schwierigen oder konfliktbeladenen Gespräch.

Tipps & Tricks

- **Wichtig sind vor allem die ersten zwei Schritte**. Dadurch wird schon sehr viel Anklage und Verurteilung aus dem Gespräch genommen. Wir bleiben bei den Fakten und Klagen den anderen nicht an, sondern reden nur von unseren Gefühlen. Dadurch wird es unserem Partner leicht gemacht, uns zu verstehen und sein Herz zu öffnen.
- **Training**: Wenn du dich entschließt, „Ich-Botschaften" in eure Kommunikation zu integrieren, so bleibt erst bei den ersten beiden Schritten. Wenn ihr die richtig 'drauf habt, könnt ihr die Schritte drei und vier hinzufügen.
- **12 Zeugen**: Häufig bewerten wir den anderen oder interpretieren die Situation negativ. Wir sagen „immer": „Du bist immer zu spät!" Oder: „Ich bin dir doch scheißegal!" Ist das wahr? Ist Lea tatsächlich immer zu spät? Ist Lea David wirk-

lich scheißegal? Nein! Dafür gibt es die 12-Zeugen-Frage: Würden zwölf neutrale Zeugen das auch so sehen? Würden die Zeugen beispielsweise sehen, dass sie ihm scheißegal ist? Nein! Hier geht es also um Objektivität und nicht unzulässige oder unwahre Unterstellungen.

- **Möchtest Du mehr wissen?** Dies ist das Standardwerk: Gewaltfreie Kommunikation von Marshall Rosenberg.

◆ ◆ ◆

#27 Praktiziere aktives Zuhören

Gerade, wenn wir streiten, möchten wir unsere Sicht der Dinge loswerden. Wir möchten loswerden, was der andere falsch gemacht hat. Die Sichtweise unseres Partners interessiert uns gar nicht. Hier ist es wichtig, dass wir dem anderen mit offenem Herzen zuhören. Es ist wichtig, dass beide sich gehört vorkommen.

Zuhören ist aber nicht nur bei Streitigkeiten wichtig, sondern allgemein. Oftmals redet unser Partner mit uns, und wir hören gar nicht richtig zu. Wir schicken unsere E-Mails nebenbei oder sind in Facebook. Oder unser Partner hat ein wichtiges Anliegen. Vielleicht haben wir unseren Partner verletzt und er möchte uns dies mitteilen. Dann kann es passieren, dass wir ungeduldig werden, und unseren Partner unterbrechen, wir möchten unsere Sicht der Dinge darstellen. Zuhören ist nicht einfach. Reden dagegen schon. Gerade wenn unser Partner ein wichtiges Anliegen hat, ist es bedeutsam für ihn, dass wir ihm wirklich zuhören.

Was hat das mit Stress zu tun? Zuhören vermeidet Streite. So einfach ist das. Streite lösen Stress aus.

Typ: Unterstützungs-Gewohnheit

Ziel: Stressfreie Kommunikation

Aktionsplan

Folgende 5 Schritte werden dir helfen, aktiv zuzuhören:[25]

1. **Stoppe deine anderen Aktivitäten**: Du kannst nicht richtig zuhören, wenn du nebenbei Facebook checkst. Stoppe alles andere und höre deinem Partner hundertprozentig zu.

2. **Augenkontakt**: Dies zeigt deinem Partner, dass du wirklich zuhörst. Augenkontakt sendet eine starke Botschaft an das Unterbewusstsein. Nutze es.

3. **Höre einfach zu**: Unterbreche deinen Partner nicht, versuche nicht das Problem sofort zu lösen, gebe auch nicht deine Meinung dazu ab. Höre einfach zu. Das ist nicht immer leicht, besonders wenn wir den Eindruck haben, dass unser Partner unberechtigte Vorwürfe macht. Trotzdem: Höre einfach zu.

4. **Warte auf eine natürliche Pause für klärende**

Fragen: Manchmal ist es nicht ganz klar, was der Partner meint. Dann ist es völlig o. k., wenn Du nachfragst. Du kannst auch die wichtigsten Punkte wiederholen, damit wirklich klar ist, worüber ihr redet.

5. Sei mitfühlend: Wenn das, was dein Partner sagt, traurig ist, versuche das zu fühlen. Wenn er ärgerlich ist, so teile dies. Dafür musst du offen zuhören, und versuchen, deinen Partner wirklich zu verstehen. Wenn du nicht mitfühlend sein kannst, so zwinge dich nicht. Aber versuche ein offenes Herz zu haben.

Wie oft? Wie lange? Jedes Mal, wenn ein Partner mit dir reden möchte, besonders wenn es sich um sensible Themen handelt.

Tipps & Tricks

- **Zuhören hat positive Nebeneffekte**: Durch diese Techniken wirst du ein besserer Zuhörer. Manchmal ist es nicht leicht, aber du trainierst dadurch auch deine Geduld und deine Achtsamkeit.
- **Gute Kommunikation ist nicht einfach**. Wir reden so oft aneinander vorbei. Sie sagt: „Er versteht mich einfach nicht!" Durch aktives Zuhören wirst du deinen Partner besser begreifen. Du wirst erfassen, warum sie ärgerlich oder verletzt ist. Möglicherweise wird auch deine harte Haltung aufgeweicht. Aktives Zuhören erzeugt Nähe. Manchmal reicht es schon

aus, ein Problem nur durch aktives Zuhören zu lösen.

◆ ◆ ◆

#28 Lasse Streite nicht eskalieren

Manchmal eskalieren Streite. Was als recht unwichtiges Problem anfängt, kann zu einem beziehungserschütternden Streit werden. Das passiert, wenn die Partner nicht freundlich und sachlich miteinander umgehen. Bei richtig dicken Streits geht es gar nicht mehr um das zugrunde liegende Problem. Es geht darum, dass sich beide angegriffen und verletzt fühlen. Unnötig zu sagen, dass dadurch das Problem nicht aus der Welt geschaffen werden kann.

Typ: Unterstützungs-Gewohnheit

Ziel: Fair streiten

Aktionsplan

Was kannst du tun, damit Konflikte nicht ausarten?

1. **Rettungsversuche annehmen**: Stelle dir vor, du bist gerade mitten im Streit mit deinem Partner. Ihr seid beide nicht zimperlich. Doch dann sagt dein Partner: „Jetzt fühle ich mich verletzt." Das ist ein Rettungsversuch. Dein Partner steigt aus dem Streit und dem gegenseitigen angreifen für einen Moment aus. Es gibt die verschiedensten Möglichkeiten von Rettungsversuchen:

„Nimmst du mich in den Arm?“

„Das war gemein. Kannst du's bitte noch einmal freundlicher sagen?“

„Ich liebe dich.“

„Lass uns unterkommen und die Geschichte sachlich klären.“

Vielleicht nimmt dein Partner dich in den Arm. Oder er fragt dich: „Liebst du mich noch?“ Oft sind wir so in Rage, dass wir solche kleinen Friedensgebote gar nicht wahrnehmen und einfach weiter streiten. Ich empfehle aber, achte auf solche kleinen Zeichen und gehe auf sie ein. Oder noch besser: Sei du derjenige, der solche Rettungsversuche aussendet. Es ist gut, wenn du in einer ruhigen Minute mit deinem Partner darüber redest. Ihr könnt sogar ein Codewort oder einen speziellen Satz vereinbaren, wie zum Beispiel: „Das ist jetzt zu viel. Lass uns aufhören zu streiten.“ Das ist nur ein Beispiel. Wichtig ist, dass du achtsam bist und dein Partner ebenso. Und dass ihr euch verpflichtet, auf solche Rettungsversuche einzugehen.

2. Pausen einlegen: Heftige Streite sind Gift für eine Beziehung. Leider ist man so in Fahrt, dass man den Streit nicht mehr unter Kontrolle hat. Nachher wundern wir uns, dass wir das gesagt haben und welche scheußlichen Sachen wir unserem Partner an den Kopf geworfen haben. Bei starken Streiten strömt Adrenalin durch unseren Körper, eine Stressreaktion wurde ausgelöst. Dadurch kann es passieren, dass wir nicht mehr Herr der Lage sind.

Es ist eine hervorragende Idee, einfach eine Pause einzulegen. Am besten etwa 20 Minuten lang. Dann hat unser Körper die Gelegenheit, den Stress abzubauen. Auch hierfür könnt ihr ein Codewort vereinbaren: „Stopp! Lass uns eine Pause machen!" ist einfach und gut. Auch wenn ihr es vorher vereinbart habt, in dem Eifer des Gefechts ist es trotzdem schwierig, eine Pause zuzulassen. Ärger und Wut können süchtig machen. Aber seid so achtsam, dass ihr eine Pause zulasst. Ihr könnt die Pause gemeinsam machen, vielleicht einen Spaziergang oder getrennt. Schaut was für euch am besten wirkt.

Wie oft? Wie lange? Die Pause sollte mindestens 20 Minuten lang sein. Das ist ideal. Wenn es kürzer ist, so ist es besser als gar keine Pause. Die Pause sollte eingelegt werden, wenn der Streit unsachlich wird. Je früher, desto besser.

Tipps & Tricks

- **Wehret den Anfängen**: Dies war ein beliebtes Sprichwort meines Vaters. Es besagt, dass wir negativen Entwicklungen möglichst am Anfang entgegenwirken sollten. Wenn wir bspw. zunehmen, so sollten wir nicht warten, bis wir 10 kg zugelegt haben, sondern schon nach ein oder zwei Kilos Gegenmaßnahmen ergreifen. Klingt logisch, oder? Dies gilt auch für Streits: Je schwächer der Streit, desto leichter ist er aufzuhalten. Je achtsamer wir sind, desto eher können wir uns aus unserem Streit-Muster lösen. Je früher wir einen Rettungsversuch unternehmen oder eine Pause einlegen, desto besser.

- **Noch besser ist es, wenn wir den Streit erst gar nicht entstehen lassen.** Streit entsteht häufig aus nörgeln: Ein Verhalten unseres Partners passt uns nicht. Hier helfen Ich-Botschaften. Da ist die Wahrscheinlichkeit hoch, dass ein Streit erst gar nicht entsteht.

◆ ◆ ◆

#29 Bereite dich vor, bevor du sensible Themen ansprichst

Viele Konflikte entstehen dadurch, wie wir etwas sagen. Wir klagen an, wir beschuldigen, wir nörgeln, wir erheben unsere Stimme usw. Unser Partner fühlt sich angegriffen und schon wird es schwierig, über das eigentliche Thema zu reden. Nun wird nur noch darüber gestritten, dass wir uns verletzt fühlen oder angegriffen. Aus eigener Erfahrung weiß ich, sowas kommt häufig vor. Aber es ist nicht sinnvoll. Deswegen ist es so wichtig, dass wir uns vorbereiten, bevor wir ein sensibles Thema ansprechen.

Typ: Grundpfeiler-Gewohnheit

Ziel: Fair streiten

Aktionsplan

Wenn wir schaffen, ein schwieriges Thema diplomatisch anzusprechen, so ist das schon die halbe Miete zu einer friedlichen Konversation. Wie gehen wir da am besten vor?

1. **Identifiziere solche schwierigen und sensiblen Themen**, die besondere Vorsicht erfordern. Vielleicht streitet ihr euch häufiger darüber, wer den Müll unterbringt. Oder ein Partner ist eifersüchtig und es führt zu ständigen Reibereien.

2. **Zuhören**: Hat die Konversation bereits angefangen, so höre aufmerksam zu.

3. **Während der Diskussion kannst du eine Pause** einlegen, damit du überlegen kannst, was du als Nächstes sagst.

4. **Nimm einen tiefen Atemzug**.

5. **Gute Argumente**: Wenn dein Partner ein gutes Argument hat, so berücksichtige dies in deiner Antwort und gehe nicht einfach darüber hinweg.

6. **Antworte in einer ruhigen achtsamen Art und Weise**, anstatt schnell und hektisch zu reden.

7. **Versuche ruhig und gelassen zu bleiben**. Widerstehe der Versuchung, emotional zu werden. Sensible Themen sind häufig sehr emotional für

beide Seiten. Du fühlst dich ungerecht behandelt, dein Partner ebenso. Schnell ist Wut, Ärger oder Verletztsein da. Das ist völlig normal und menschlich. Aber versuche trotzdem, ruhig zu bleiben und deine Gefühle nicht auszuleben.

Wenn du diesen sieben Schritte folgst, werden eure Konflikte weicher und friedvoller ablaufen. Dann könnt ihr wirklich über das reden, worum es geht.

Wann? Wie oft? Jederzeit, wenn ein sensibles Thema angesprochen werden sollte.

Tipps & Tricks

- **Streit wegen Kleinigkeiten**: Jede Beziehung hat so ihre schwierigen Themen. Nicht selten sind dies Kleinigkeiten und der eigentliche Konflikt besteht aus der Art, wie wir miteinander umgehen.
- **Schaue hinter die Fassade**: Wenn unser Partner einen aggressiven Ton anschlägt, so tut er dies, weil er verletzt ist. Wenn wir zurückschlagen und auch aggressiv werden, so führt dies meistens zu einer Streitspirale. Wenn wir es dagegen schaffen, ruhig zu bleiben und liebevoll mit unserem Partner umzugehen, so tut dies unserem Partner gut.
- **Viele Streite entstehen aus vergangenen Verletzungen**. Vielleicht wurde dein Partner betrogen und deswegen ist er sehr eifersüchtig. Du kannst gar nichts

dafür, bist aber trotzdem Leidtragende dieser Eifersucht. Auch Verletzungen aus der Kindheit spielen eine große Rolle. Die Fehler des Vaters oder der Mutter werden plötzlich auf den Partner projiziert. Plötzlich entsteht ein Streit und wir wissen gar nicht, wie das sein kann. Hier ist Fingerspitzengefühl und Gefühl gefragt.

- **Ergänzungen**: Diese Gewohnheit kannst du hervorragend mit „Ich-Botschaften" kombinieren. Auch „Aktives Zuhören“ ist eine gute Ergänzung.
- **Natürlich müssen gegebenenfalls auch Grenzen gesetzt werden**. Ist dein Partner zu aggressiv, zu übergriffig und du kannst nicht mehr frei reden, so geht es nicht mehr um Mitgefühl und Liebe, sondern um Grenzen setzen. Wenn du wie auf Eierschalen gehst, und ständig versuchst, sensible Themen zu vermeiden, so ist das kein gutes Zeichen für deine Beziehung. Mitfühlende und konstruktive Kommunikation ist keine Einbahnstraße. Auch dein Partner sollte bereit sein, liebevoll und respektvoll mit dir umzugehen.

◆ ◆ ◆

#30 Hüte dich vor apokalyptischen Reitern

Dieser Begriff ist von John Gottman entwickelt worden. Er wird Einstein der Liebe genannt. Warum? Weil er tausende von Paaren wissenschaftlich untersucht hat. Er kann nur nach einem nur kurzen Gespräch eines Paares mit 90-prozentiger Wahrscheinlichkeit sagen, ob dieses Paar zusammen bleibt oder nicht.

Apokalyptischer Reiter sind Verhaltensweisen in einer Beziehung, die den Untergang voraussagen. Wenn einer dieser Reiter auftauchen, steht Gefahr für die Beziehung ins Haus. Achte also bitte auf diese Reiter, und wenn sie auftauchen, versuche sie in den Griff zu kriegen.

Typ: Mindset-Gewohnheit

Ziel: Störfaktoren identifizieren

Apokalyptischer Reiter #1: Nörgeln

Wenn man zusammen lebt, so muss man sich schon mal beschweren. Das ist an sich kein Problem, es kommt allerdings auf die Häufigkeit und Art an. Wir können sachlich und freundlich kritisieren:

Lara: „Ich bin ärgerlich, dass du gestern Abend das Geschirr nicht abgewaschen hast. Wir hatten es vereinbart und du warst an der Reihe." Nörgeln ist dagegen etwas anderes. Es erhält oft die Wörter wie „nie" und „immer". Lara zischt: „Du wäschst nie das Geschirr ab! Du bist zu bequem! Man kann sich einfach nicht auf dich verlassen!" Nörgeln ist ein persönlicher Angriff und unsachlich. Der Attackierte, in diesem Fall David, fühlt sich direkt angegriffen. Entweder wird er kontern oder er wird sich zurückziehen. Wie auch immer, es sind Tür und Tor für eine schlechte Stimmung und einen Streit geöffnet.

Deswegen ist nörgeln eine ganz schlechte Idee. D. h. nicht, dass du gar nichts sagen sollst. Wenn etwas schiefläuft, oder du dich unwohl fühlst, so hast du jederzeit das Recht, es zu äußern. Aber bitte freundlich und sachlich. Hier kannst du die Technik der "Ich-Botschaften" hervorragend einsetzen.

Apokalyptischer Reiter #2: Herablassung

Sarkasmus, Zynismus, Augenrollen, feindselige Humor und Spot sind Varianten der Herablassung. Allen gemeinsam ist, dass einer den anderen heruntermacht. Er nimmt eine überlegene Position ein.

Bei Karl tauchte apokalyptischer Reiter # 3 gerne auf: „Du lässt dein Auto waschen? Warum wäschst du es nicht selber, wie jeder vernünftige fleißige Mensch?" Dann fügte er hinzu: „Tja, du bist eben verwöhnt."

Das ist wirklich herablassend. Keiner möchte so von oben herab behandelt werden. Das tut einer Beziehung nicht gut. Auch hier helfen "Ich-Botschaften".

Apokalyptischer Reiter #3: Abwehr

Es ist nur zu verständlich, dass die Frau von Karl, Lisa, in eine Abwehrhaltung geht: „Ich wasche das Auto gar nicht so häufig, wie du meinst. Ich bin eben nicht so stark, und es fällt mir schwer das

Auto zu waschen. Warum bist du immer so gemein zu mir? Ich mache doch den ganzen Haushalt und du machst gar nichts." Lisa geht in eine Abwehrhaltung. Eine Abwehr besagt indirekt, dass das Problem nicht bei mir, sondern bei dir liegt. Auch wenn Abwehr verständlich ist, löst es das eigentliche Problem nicht. Eine Kritik wird einfach nur abgewehrt, ohne dass man sich Gedanken macht, ob nicht ein wahrer Kern dabei sein könnte.

Apokalyptischer Reiter #4: Mauern

Klara nörgelt an ihrem Mann Sven herum: „Du bringst nie in Müll raus! Was ist nur los mit dir?" Sie wird lauter und ihre Stimme geht eine Tonlage höher! „Du bist zu unzuverlässig! Der Mann meiner Freundin Beate bringt jeden Tag, manchmal sogar zweimal, den Müll runter. Und du? Du sitzt hier auf deinem blöden Sessel herum!" Sven liest ein Buch. Es scheint so, als ob die Tirade seiner Frau ihn nicht beeindruckt. Er schaut nicht hoch, sondern liest weiter sein Buch. Der Schein trügt: Sven krampfte innerlich zusammen. Aber er mauert. Er zieht sich innerlich zurück. Mauern kommt öfters bei Männern vor. Sie fühlen sich überfordert und tun so, als ob es ihnen egal wäre. Es kann auch ein aktives zurückziehen sein, d. h. Sven könnte den Raum verlassen.

Clara fühlt sich durch Svens Mauern nicht gehört. Ihr Nörgeln wird dadurch nur noch aggressiver und lauter. Sie denkt, all das ist Sven egal. Sven fühlt sich durch die Meckerei seiner Frau gestresst.

Es wäre besser, wenn er seine Gefühle ausdrücken würde und mit Clara in einen Austausch gehen könnte. Eine "Ich-Botschaft" wäre eine gute Idee: „Ich fühle mich von dir unter Druck gesetzt. Ich ziehe mich innerlich zusammen. Es wäre schön, wenn du deine Bitte sachlich und freundlich äußern könntest.“

Pass also auf die vier apokalyptischen Reiter auf. Sie tun deiner Beziehung nicht gut. Sie haben alle etwas mit unsachlicher Kritik, Herablassung und persönlichen Angriffen zu tun. Besser ist es, immer mitfühlend freundlich und sachlich zu bleiben. So können kritische Situationen besser gelöst werden. Wenn ein Problem besteht, wie zum Beispiel, das Sven den Müll nicht runterbringt, so können viele Paare gar nicht darüber reden. Clara nörgelt nur und ist aggressiv, Sven zieht sich zurück und aus Trotz bringt er den Müll nicht runter. Das Problem wird gar nicht angesprochen. Würde Clara Sven freundlich ansprechen, so könnten sie über das Problem verhandeln: Sven würde vielleicht sagen: „Ich bin nach der Arbeit zu müde. Wie wäre es, wenn ich mich erst einmal ausruhe für eine Stunde und dann bringe ich den Müll runter, o. k.?“ So kann ein Problem recht einfach gelöst werden.

Kurze Zusammenfassung

- Beziehungen, sei es partnerschaftlich oder sonstige, können erhebliche Stressauslöser sein. Dieses Kapitel enthält 10 wirksame Gewohnheiten. Alle sind effektiv und stresslösend. Darf ich dir eine Gewohnheit empfehlen? Ja? Dann rate ich zu #26 *Ich-Botschaften*. Mit dieser einen Gewohnheit wirst du erstaunliche Verbesserungen in deiner Beziehung erleben.

- **Grundpfeiler-Gewohnheiten**: #21 Beziehungen stärken: Bringe deine Partner-Landkarte auf den neuesten Stand, #22 Beziehungen stärken: Pflege Zuneigung und Bewunderung für einander, #26 Ich-Botschaften, #29 Bereite dich vor, bevor du sensible Themen ansprichst
- **Mindset-Gewohneiten**: #23 Beachte die Gottman-Konstante, #24 Willst du recht haben oder glücklich sein? #25 Nimm gute Gründe an, #30 Hüte dich vor apokalyptischen Reitern
- **Unterstützungs-Gewohnheit**: #27 Praktiziere aktives Zuhören, #28 lass Streite nicht eskalieren

BONUS: ATEM-MEDITATION

Die Atem-Mediation ist die bekannteste Meditationsform. Sie ist sehr einfach und gleichzeitig wirkt sie ungemein entspannend. Du kannst eine geführte Audio-Meditation, die vom Autor persönlich gesprochen wurde unter folgendem Link vollkommen gratis herunterladen:

https://detlefbeeker.de/atemmeditation

Warum mache ich das? Ich bin ein großer Fan von Meditation. Es gibt tausende von Studien, die viele Vorteile von Meditation belegen. Ich selbst meditiere seit über 20 Jahren. Ich wünsche mir von Herzen, dass du Meditation in dein Leben integrierst. Damit es dir möglichst einfach fällt, habe ich diese geführte Meditation aufgenommen und stelle sie dir gratis zur Verfügung.

KAPITEL 6: ANTI-STRESS-SCHALTER: BLITZSCHNELL ENTSPANNT (#31 BIS #40)

"Nur in einem ruhigen Teich spiegelt sich das Licht der Sterne."
Chinesisches Sprichwort

In diesem Kapitel ...

- 10 Techniken, die Stress sofort abbauen
- Reinigende Techniken wie "Gibberish" und "Grimassen schneiden."
- Atemtechniken wie die "Vokalraumübung", die "Atemtechnik nach Thich Nath Han" und die "Wechselatmung"

- Sonstige Wohlfühltechniken wie "Inneres Lächeln", "Palming", "Mentastik" und "Ohne Kopf"

In diesem Kapitel stelle ich dir zehn Techniken vor, die deinen Stress sofort abbauen werden. Einige dieser Techniken, sind etwas verrückt, wie zum Beispiel „Grimassen schneiden". Es sind reinigende Techniken. Was ist damit gemeint? Du kennst vielleicht Therapieformen, bei denen die Klienten auf Kissen einschlagen und laut brüllen. Die Idee ist, dass zurückgehaltene Emotionen herausgelassen werden können. Dies hat einen befreienden und reinigenden Effekt. Die Techniken „Grimassen schneiden" oben und „Gibberish" haben einen ähnlichen Effekt. Probiere es aus. Ansonsten sind auch einige bewährte Atemtechniken dabei. Diese wirken hervorragend gegen Stress. Daneben gibt es noch einen bunten Strauß weiterer Techniken, die sich gegen Stress bewährt haben.

◆ ◆ ◆

#31 Inneres Lächeln

Diese Technik kommt aus dem Qi Gong. Lächeln und Lachen ist immer wohltuend. Sogar, wenn es nicht echt ist. Auch wenn du gerade gestresst bist und dir gar nicht nach lächeln zumute ist, so wirkt diese Übung trotzdem. Dein Körper erinnert sich, und automatisch wird nach einer gewissen Zeit dein unechtes zu einem echten Lächeln.

Was hat das mit Stress zu tun? Lächeln wirkt entspannend. Ist dir schon aufgefallen, dass niemand lächelt, wenn er Stress hat? Lächeln führt automatisch zur Entspannung und wirkt unfehlbar gegen Stress.

Typ: Unterstützungs-Gewohnheit

Ziel: Gute Laune und Entspannung

Aktionsplan

1. Vorbereitung: Entspanne deinen Unterkiefer und halte deinen Mund leicht geöffnet. Lächle leicht. Auch wenn dir nicht danach zumute ist, dann tu einfach so. Wenn du magst, kannst du auch an etwas Positives aus deiner Vergangenheit denken.

2. Lächeln senden: Schließe deine Augen und lächle deinen inneren Organen und Sinnesorgane zu. Sende dein Lächeln an:

dein Gehirn, dein Herz

deine Nieren, deine Leber

deinen Magen,

deine Augen, Ohren usw.

Wie lange? Wie oft? Mache dies ein paar Minuten

mit geschlossenen Augen. Du kannst es jederzeit machen, wenn du gestresst bist oder wenn du einfach Lust darauf hast.

Tipps & Tricks

- **Körperscan**: Du kannst dein inneres Lächeln nacheinander deinen ganzen Körper senden. Deinen Fuß, an den Unterschenkel, dein Knie usw. Das ist sehr entspannend und gleichzeitig wirst du von deinen stressvollen Gedanken abgelenkt.
- **Lächle sensiblen Stellen zu**: Du kannst dein Lächeln auch an Bereiche deines Körpers senden, die gerade schmerzen oder angespannt sind. Vielleicht hast du gerade Rückenschmerzen, dann sende ein warmes, nettes Lächeln an deinen Rücken.

◆ ◆ ◆

#32 Grimassen schneiden

Nun stelle ich dir eine Technik vor, die etwas verrückt ist. Deswegen ist es wohl besser, wenn du sie an einen ruhigen, ungestörten Ort machst. Diese Übung dient dazu, dass du Anspannungen und Aggressionen loslassen kannst. In unserer Welt und auf der Arbeit müssen wir oft funktionieren. Das kann stressig sein. Wer nur funktioniert, kann sich eingeengt anfühlen. Wir müssen uns kontrollieren und oft genug "gute Miene zu bösem Spiel machen". Kannst du dir vorstellen, wie es wäre, wenn du nicht kontrolliert sein musst, wenn du dich also richtig ausleben kannst? Grimassen schneiden ist die homöopathische Dosis. Sozusagen ausflippen in einer sanften und ungefährlichen Art.

Typ: Unterstützungs-Gewohnheit

Ziel: Reinigung, loslassen von Stress, Spannungen und Aggressionen

Aktionsplan

1. Schneide alle möglichen Grimassen und Mimiken. Je extremer, desto besser. Mach einfach, was dir gerade einfällt. Du bist frei, niemand sieht dir zu. Lass es einfach fließen. Schneide Grimassen was das Zeug hält. Du kannst auch gerne alle deine Muskeln deines Gesichts anspannen und wieder loslassen.

2. Gestik: Du kannst, wenn du magst, deine Grimassen durch komische Gesten deiner Arme und Hände intensivieren.

Wann? Wie oft? Mache diese Übung ein paar Minuten lang. Richte dich nach deinem Gefühl. Du wirst merken, wann es genug ist. Du kannst diese Übung jederzeit einsetzen, wenn du dich verspannt fühlst, aggressiv oder gestresst.

Tipps & Tricks

- **Spiegel**: Du kannst diese Übung auch vor einem Spiegel machen. Auch Augen schließen ist eine Variante. Schau wie es dir damit geht.

- **Du bist der Chef**: Wenn dir danach ist, zu hüpfen oder zu tanzen oder dich anders zu bewegen, dann mach es. Du kannst sogar Laute von dir geben, oder sogar schreien, wenn dir danach ist. Das sollte allerdings eine Ausnahme sein.

◆ ◆ ◆

#33 Vokalraumübung

Atemtechniken wirken sehr gut gegen Stress. Warum? Weil unsere Atmung bei Stress flach und schnell ist. Atmen wir dagegen tief in den Bauch und langsam, so wird unserem Körper das Signal gesendet, zu entspannen. Ich möchte dir eine Atmung vorstellen, die sehr entspannend und harmonisierend ist. Sie arbeitet zugleich mit Atem und Ton. Du intonierst dabei alle Vokale. Die Vibrationen, wenn du diese Vokale singst, sind sehr wohltuend und entspannend.

Typ: Unterstützungs-Gewohnheit

Ziel: Stressabbau durch Atmung, Entspannung

Aktionsplan

1. Lege dich entspannt hin. Lege deine Hände auf deinen Bauch und atme sanft und tief in deinen Bauch ein und aus.

2. Vokal A: Mit der Ausatmung singe in den **Vokal A**. Ziehe den Vokal lang und atme dabei vollständig aus.

3. Vokal E: Lasse die Luft einströmen und singe bei einem Ausatmen den **Vokal E**. Atme wieder vollständig aus, indem du den Bauch nach innen ziehst.

4. Vokal I: Lasse die Luft hereinströmen und beim Ausatmen singst du den Vokal I.

5. Vokale O und U: das Gleiche machst du mit dem Vokal O und U.

Du kannst dies so oft wiederholen, wie du magst.

Wann? Wie oft? Diese Übung dauert ein paar Minuten. Du kannst sie aber auf bis zu 15 oder 20 Minuten ausdehnen. Du kannst sie fallweise bei Stress anwenden oder wie eine Meditation. D. h. du praktizierst diese Übung täglich für mindestens 10 Minuten.

Tipps & Tricks

- **Einschlafen**: Diese Übung hilft hervorragend beim Einschlafen. Mache sie vorm Einschlafen oder wenn du nachts aufwachst. Spreche dies aber sicherheitshalber mit deinem Partner ab.
- **Stimmbildung**: Wenn du Lehrer, Dozent oder anderweitig mit deiner Stimme arbeitest, so fördert diese Übung den Klang deiner Stimme.

◆ ◆ ◆

#34 Gibberish

Ich stelle dir erneut eine verrückte Technik vor. Warum wirken solche Techniken so gut gegen Stress? Weil Stress häufig etwas mit Kontrolle zu tun hat. Wir spannen unseren Körper an und sind kontrolliert. Uns gehen zu lassen, wirkt dagegen entspannend. Besonders, wenn es so auf eine spielerische und freie Art geschieht. Ich möchte, dass du eine neue Sprache lernst: „Gibberish". Wie? Du kennst sie nicht? Es ist eine Brabbel-Sprache.

Typ: Unterstützungs-Gewohnheit

Ziel: Reinigung und Stressabbau

Aktionsplan

1. Brabbeln: Schließe deine Augen. Formuliere für ein paar Minuten unsinnige Wörter und Töne. Erschaffe deine eigene Sprache. Alle Gefühle und Gedanken, die gerade da sind, drücke sie aus durch dein Brabbeln. Fokussieren dich vollkommen auf dein Brabbeln.

2. Stille: Setz dich hin und sei still. Halte deine Augen geschlossen und achte auf deinen Atem oder auf deine Körperempfindungen.

Wie oft? Wie lange? Die ganze Übung dauert nur 5 Minuten. Du kannst diese Übung mehrmals am Tag machen. Du kannst sie jedes Mal anwenden, wenn du gestresst bist und dein Kopf voller Gedanken.

Tipps & Tricks

- **Körper einbeziehen**: Wenn sich dein Körper während des Brabbelns bewegen möchte, lass ihn. Du kannst tanzen, hüpfen, dich irgendwie bewegen – alles ist erlaubt und o. k.
- **Bis zu einer Stunde**: Du kannst sowohl den Gibberish-Teil als auch den meditativen Teil auf bis zu 1 Stunde ausdehnen. Aber für zwischendurch reichen 5 Minuten aus.
- **Du kannst nichts falsch machen**: Wichtig ist, mache keinen Druck. Es gibt keine Regeln, du kannst nichts falsch machen. Sogar wenn kein Brabbeln kommen mag, auch dies ist o. k.
- **Weiterführende Infos** findest du unter https://www.findyournose.com/gibberish-meditation-osho. Dort sind auch einige andere interessante und ungewöhnliche Meditationen zu finden.

◆ ◆ ◆

#35 Palming

„Palm" bedeutet Handinnenfläche auf Englisch. Die Übung ist einfach: Du legst deine Handflächen auf deine Augen. Das ist eine ungewöhnliche Übung, die sehr entspannend wirkt.

Typ: Unterstützungs-Gewohnheit

Ziel: Entspannung des Körpers und besonders deiner Augen

Aktionsplan

1. Setze dich bequem hin und stütze deine Ellenbogen auf den Lehnen deines Stuhls oder auf einen Tisch ab.

2. Palmieren: Lege deine Handflächen, wie auf dem Bild gezeigt, über deine geschlossenen Augen.

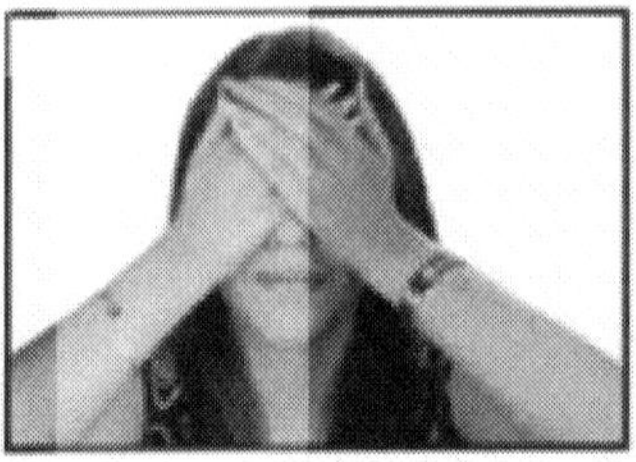

Quelle: http://bettereyesightnow.com/palming-requires-letting-go/

Wie oft? Wie lange? Diese Übung dauert ein paar Minuten. Du kannst sie jederzeit anwenden, wenn du etwas Ruhe und Entspannung brauchst.

Tipps & Tricks

- **Handflächen reiben**: Reibe deine Handflächen vorher für etwa 1 Minute aneinander. Dadurch werden sie warm. Dann palmiere deine Augen. Die Wärme wirkt noch entspannender.
- **Am PC**: Wir arbeiten sehr viel mit Computern. Das strengt unsere Augen an. Deswegen ist Palmieren so entspan-

nend und beruhigend. Wichtig ist, dass überhaupt keine Lichtreflexe zu unseren Augen dringen, sondern alles vollkommen schwarz ist.

- **20 Minuten**: Wenn du regelmäßig vor dem Computer sitzt, ist es ratsam, deine Augen und deinen Körper alle 20 Minuten zu entspannen. Palmieren ist hier eine gute Möglichkeit.

◆ ◆ ◆

#36 Ohne Kopf Übung

Die verrückten Techniken nehmen kein Ende. Jetzt stelle ich dir eine ganz außergewöhnliche, aber sehr wirkungsvolle Übung vor. Einen großen Teil des Stresses machen unsere Gedanken aus. Sie schwirren durch unseren Kopf, und stressen uns. Wäre das nicht schön, wenn wir diese ganzen belastenden Gedanken einfach mal loslassen könnten? Wäre es nicht toll, wenn wir einfach ganz frei wären? Probiere die folgende Übung aus, du wirst erstaunt sein, wie angenehm sie wirkt.

Typ: Mindset-Gewohnheit

Ziel: Freiheit von negativen Gedanken und Entspannung

Aktionsplan

Diese Übung ist für einen freien Tag perfekt. Mache einen Spaziergang, und stelle dir vor, dass du keinen Kopf hast. Ich weiß, du hast einen Kopf, aber stelle es dir einfach nur vor. Wenn du an dir herabschaust so siehst du deine Füße, deine Beine, deinen Bauch, deine Brust, aber deinen Kopf siehst du nicht. Deinen Kopf siehst du nur im Spiegel. Wenn du keinen Kopf hast, dann ist alles ganz frei. Du schaust wie durch ein großes ovales Fenster. Spüre nach, wie du dich damit fühlst.

Wie lange? Wie oft? Am besten fängst du mit dieser Übung an einem freien Tag an. Wenn du etwas Übung damit hast, und dir diese Technik gefällt, kannst du sie jederzeit machen. Sogar in einem stressigen Meeting oder einem Streit mit deinem Partner, kannst du dir vorstellen, keinen Kopf zu haben.

Tipps & Tricks

- **Denke bei dieser Übung nicht zu viel nach.** Klar haben wir einen Kopf, aber es ist einfach entspannend, sich vorzustellen, keinen zu haben. Es nützt nichts, über die Realitätsferne dieser Übung nachzudenken. Wenn du einen Fantasy-Film schaust, genießt du ihn auch einfach, ohne dich darüber zu ärgern, dass es Vampire doch gar nicht gibt. Lasse dich in diese Übung und Vorstellung fallen und tue so als ob.
- **Weiterführende Infos**: Siehe dir dazu diese Webseite an: http://www.headless.org/german/german-home.htm. Sie geht noch ein paar

Schritte weiter als diese Übung.

◆ ◆ ◆

#37 Mentastik-Übung

Stress äußert sich oft durch Anspannung unseres Körpers. Im Alltag müssen wir Deadlines einhalten, hetzen von einem Termin zum nächsten und sind gestresst. Wir haben eine „wollen-Mentalität". Wir sind zielorientiert. Wie wäre es nun, wenn wir diesen Stress loslassen könnten und auch unser Streben. Ich stelle dir eine ganz einfache Übung zum Loslassen vor. Diese Mentastik-Übung ist von dem amerikanischen Arzt und Körpertherapeuten Milton Trager entwickelt worden.

Typ: Mikro-Gewohnheit

Ziel: Loslassen und entspannen

Aktionsplan

1. Tu, als ob du einen Ball werfen möchtest: Stehe aufrecht und sei locker in den Kniegelenken. Stelle dir vor, dass du einen Ball in der rechten Hand hältst, den du in einen Basketballkorb werfen möchtest. Du bereitest dich also innerlich vor, mit dem Ball auf den Korb zu zielen und gehst in Wurfstellung. Die Zielvorstellung erzeugt Spannkraft und für einen Moment drückt der Körper diese Spannung aus.

2. Lass los: Aber kurz bevor du den Ball wirfst,

sagst du dir: „Ach nein, jetzt doch nicht“. Der rechte Arm fällt locker herunter. Spüre den Wechsel von Anspannung und Weichheit. Spüre wie sich der Arm langsam auspendelt und wie befreiend es sich anfühlt, kein Ziel und keinen Zweck mehr verfolgen zu müssen.

3. Andere Körperseite: Führe diese angedeutete Wurfbewegung und das plötzliche Loslassen nun ebenso auf der anderen Seite aus.

4. Noch freier: Frage dich beim Loslassen: „Was könnte noch freier sein? Noch weiter? Und noch leichter sein als dies?“

Wie oft? Wie lange? Mache diese Übung für jede Seite mindestens fünfmal.

Tipps & Tricks

- **Warum es wirkt**: Stress hat immer etwas mit Anspannung zu tun. Wir wollen ein Ziel unbedingt erreichen und verkrampfen uns. Diese einfache Mentastik-Übung wirkt dem entgegen. Wir lassen los, wir verfolgen kein Ziel. Es ist befreiend, einfach mal nichts tun zu müssen.
- Wir spüren dabei in unseren Körper, und spüren die Entspannung und das Loslassen. Wir spüren den Unterschied zwischen An- und Entspannung. Das ist überraschend wohltuend und angenehm.

◆ ◆ ◆

#38 Atemtechnik nach Thich Nhat Hanh

Dies ist eine besonders einfache Atemtechnik. Sie geht auf den großen buddhistischen Lehrer Thich Nhat Hanh zurück. Bei Stress wird unser Atem flach und wir haben stressvolle Gedanken. Deswegen sind Atemtechniken generell eine sehr wirkungsvolle Methode gegen Stress.

Typ: Mikro-Gewohnheit

Ziel: Entspannung durch Atmung

Aktionsplan

1. Beobachte für ein paar Atemzüge deinen Atem. Folge ihm ganz bewusst und achtsam.

Atme ein und sage oder denke: „Einatmend weiß ich, dass ich einatme."

Atme aus und sage oder denke: „Ausatmend weiß ich, dass ich aus atme".

Atme ein und sage oder denke: „Einatmend beruhigen sich Körper und Geist."

Atme aus und sage oder denke: „Ausatmend lächle ich mir zu."

Atme ein und sage oder denke: „Einatmend werde ich mir dieses Moments bewusst."

Atme aus und sage oder denke: „Ausatmend weiß ich, dass dies ein guter Moment ist."

3. Kurzform: Du kannst dies nach einiger Übung auch als Kurzform machen:

(einatmen) – „Ein“

(ausatmen) – „Aus“

(einatmen) – „Beruhigen“

(ausatmen) – „Lächeln“

(einatmen) – „Dieser Moment“

(ausatmen) – „Guter Moment“

Wie lange? Wie oft? Jeder Zyklus besteht aus drei Atemzügen. Du kannst diesen Zyklus so oft wiederholen, wie du möchtest und du dich gut dabei fühlst. Als Anhaltspunkt wiederhole diesen Zyklus 3 - 5 Mal. Du kannst diese Atmung mehrmals täglich anwenden.

Tipps & Tricks

- **Achtsamkeit**: Die beste Wirkung entfaltet diese Atemtechnik, wenn du sehr achtsam bei den Atemzügen bleibst. Wenn du genügend Übung hast, kannst du einfach nur die Kurzform praktizieren.
- **Einschlafhilfe**: Diese Atemtechnik ist beruhigend und eignet sich hervorragend zum Einschlafen.
- **Bauchatmung**: Am besten ist eine sanfte und tiefe Bauchatmung. Strenge dich dabei nicht an, sondern lass es fließen.
- **Weitere Möglichkeiten**: Du kannst diese Atemtechnik im Sitzen oder im Liegen durchführen. Du kannst diese Atemtech-

nik auch mit anderen Sätzen oder Wörtern verbinden. Wenn du zum Beispiel gehst, kannst du sagen einatmen-linker Schritt, ausatmen-rechter Schritt. Du kannst also diese Atemtechnik mit Tätigkeiten verbinden, wie Gehen, spülen oder Fegen.

◆ ◆ ◆

#39 Wechselatmung

Die Wechselatmung ist eine Yoga-Atmung. Dabei hältst du dir wechselseitig deine Nasenlöcher zu. Das hat einen sehr entspannenden Effekt. Mich wundert nur: Wie kommen die Yogi nur auf solche Techniken? Die Technik ist so ausgefallen, da kommt normalerweise kein Mensch drauf.

Typ: Unterstützungs-Gewohnheit

Ziel: Entspannung durch Atmung

Technik:

1. **Setze dich mit geradem Rücken** auf einen Stuhl oder im Schneidersitz auf den Boden. Du kannst auch liegen. Achte darauf, dass dein Kopf nicht erhöht ist.
2. **Tief ein- und ausatmen**: Atme tief und langsam ein. Atme aus und lass alle Luft aus deiner Lunge entweichen. Bleibe dabei locker und entspannt.
3. **Linkes Nasenloch schließen**: Schließe sanft mit dem Ringfinger dein linkes Na-

senloch.

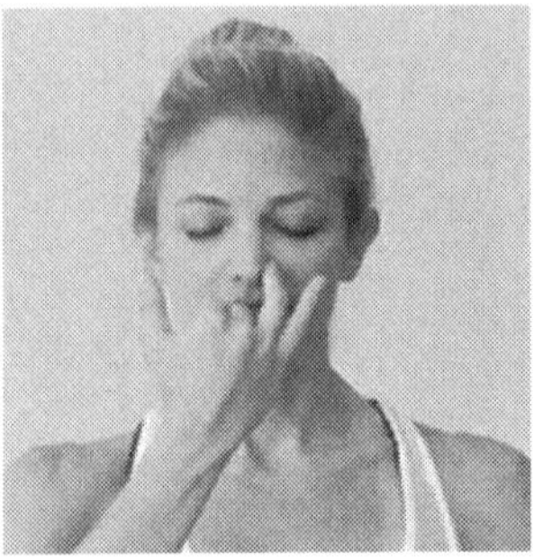

Quelle: http://www.sarvyoga.com/anulom-vilom-pranayama-steps-and-benefits/

4. **Rechts einatmen**: Atme durch das rechte Nasenloch ein.
5. **Rechts schließen**: Schließe sanft mit dem Daumen dein rechtes Nasenloch.

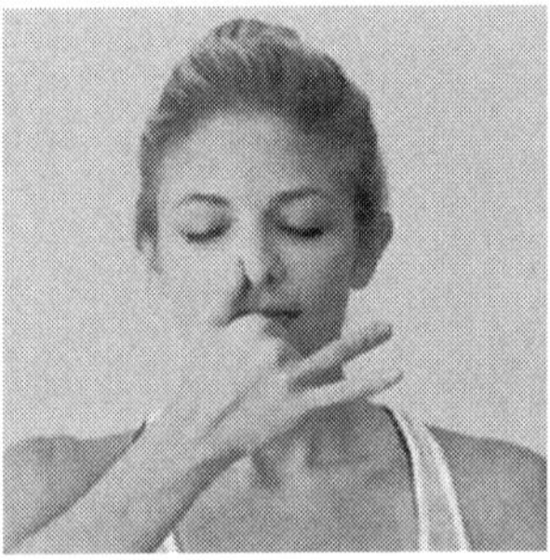

Quelle: http://www.sarvyoga.com/anulom-vilom-pranayama-steps-and-benefits/

6. **Links aus- und einatmen**: Atme durch das linke Nasenloch aus und ein.
7. **Links schließen**: Schließe nun sanft dein linkes Nasenloch.

8. **Rechts ausatmen**: Atme nun durch das rechte Nasenloch aus.
9. **10 x**: Usw. Mache so mindestens 10 Atemzüge.

Wie oft? Wie lange? Wende diese Atmung jederzeit an, wenn du dich gestresst fühlst oder etwas mehr Entspannung brauchst.

Tipps & Tricks

- **Wirkt gegen Ängste und Stress:** Die Wechselatmung wirkt hervorragend gegen Ängste und Stress, sie ist sehr entspannend. Probiere es aus. Du wirst sofort eine entspannende Wirkung feststellen.
- **Erklärvideo**: Schaue dir die Wechselatmung in folgendem Video an: http://bit.ly/2woND5C
- **Bauchatmung**: Du solltest die ganze Zeit in den Bauch ein- und ausatmen.
- **Weniger als 10 x**: Du musst nicht immer zehn Atemzüge machen. Weniger wirken auch. Selbstverständlich kannst du auch mehr atmen.

Diese Technik ist wirklich sehr kraftvoll. Du kannst sie auch sehr wirkungsvoll bei Ängsten und sogar Panikattacken einsetzen.

◆ ◆ ◆

#40 Stoppe deine Gedanken

Gedanken sind an allem schuld. Na ja, fast an allem. Tatsächlich machen negative Gedanken einen Großteil unseres Stresses aus. Manchmal sogar kommen wir ins Grübeln, d. h. wir denken und denken und denken – und zwar immer das Gleiche. Unsere Gedanken kreisen und es wird nicht besser. Dies kann alle möglichen negativen Auswirkungen wie Ängste und Depressionen haben. Eine einfache und bewährte Methode ist der Gedankenstopp. Wenn wir negative Gedanken bemerken, sagen wir innerlich energisch „Stopp!" Ich zeige dir noch eine verbesserte Variante. Sozusagen en Gedankenstopp der neuen Generation, und zwar die Löschtaste.

Die Löschtaste

Typ: Mikro-Gewohnheit

Ziel: Gedankenstopp und Entspannung

Technik:

1. Stelle dir auf der Mitte deiner Brust oder in deiner Handfläche eine Taste vor, die das Denken einfach abschaltet.
2. Atme nun dreimal tief in deinen Bauch ein und aus. Zähle die Atemzüge und stelle dir dabei je eine andere Farbe vor.
3. Drücke jetzt auf die Taste und stelle dir vor, dass sich dein Geist völlig leert.

Mache dabei mit einer Hand eine Bewegung, so als ob du tatsächlich auf eine Taste drücken würdest.

4. Richte deine Aufmerksamkeit auf die nächsten beiden Atemzüge und bringe deine Aufmerksamkeit in den gegenwärtigen Moment zurück.

Wie oft? Wie lange? Führe diese Übung jedes Mal aus, wenn negative Gedanken oder Gefühle aufsteigen.

Tipps & Tricks:

- **Babygefühle**: Versuche die negativen Gedanken oder Gefühle möglichst am Anfang ihres Entstehens zu bemerken. Je kleiner die Gedanken und Gefühle sind, desto leichter können wir sie bekämpfen.
- **Gedankenstopp-Turbo**: Gegenüber der klassischen Gedankenstopp Übung ist diese verbesserte Version wesentlich wirkungsvoller. Bei der klassischen Gedankenstoppübung denkt man einfach das Wort „Stopp“. Bei der „Löschtaste“ achten wir auf unseren Atem, stellen uns Farben vor und visualisieren eine Löschtaste. Zusätzlich führen wir eine kleine Bewegung aus: Wir drücken tatsächlich die Löschtaste. Dies alles zusammengenommen macht die enorme Wirkung aus.

Kurze Zusammenfassung

- In diesem Kapitel findest du Gewohnheiten, die Stress in jeder Lebenslage lösen. Du kannst sie jederzeit zwischendurch einsetzen. Sie dauern von ein paar Sekunden bis zu wenigen Minuten. Ich habe drei Übungen genommen, die außergewöhnlich sind und vielleicht deine Komfortzone etwas stretchen werden. Es sind #36 Ohne Kopf Übung, #32 Grimassen schneiden und #34 Gibberish. Probiere sie aus, du wirst überrascht sein, wie gut sie wirken.

- **Mindset-Gewohneiten**: #36 Ohne Kopf Übung
- **Unterstützungs-Gewohnheit**: #31 Inneres Lächeln, #32 Grimassen schneiden, #33 Vokalraumübung, #34 Gibberish, #35 Palming, #39 Wechselatmung
- **Mikro-Gewohnheit**: #37 Mentastik-Übung, #38 Atemtechnik nach Thich Nhat Hanh, #40 Stoppe deine Gedanken

ZUSAMMENFASSUNG

"Aus der Pflege glücklicher Gedanken und Gewohnheiten entsteht auch ein glückhaftes Leben." – Norman Vincent Peale

- **Resilienz** ist psychische Widerstandskraft gegenüber Schicksalsschlägen und kleineren, alltäglichen Stressoren.
- **Die Qualität deines Lebens ist durch deine Gewohnheiten bestimmt**. Möchtest du den Stress in deinem Leben abbauen, so solltest du möglichst viele Gewohnheiten in dein Leben bringen, die dir guttun.
- **Achtsamkeit** ist das beste und bewährteste Heilmittel gegen Stress. Achtsamkeit macht ein Leben besser. Die größten Bereiche, die Stress in dein Leben bringen, sind deine Arbeit und Beziehungen. Vor allem partnerschaftliche Beziehungen können sehr viel Stress auslösen. Aber auch andere Beziehungen, wie be-

rufliche, können zu Stress führen.

- Warum baut dieses Buch auf Gewohnheiten auf? Um Ziele zu erreichen, sind **Gewohnheiten der beste Weg**. Warum? Weil sie mühelos sind. Nur der Anfang, wenn aus einer normalen Aktion eine Gewohnheit wird, ist anstrengend. Deswegen ist es wichtig, dass wir uns für zumindest 30 Tage verpflichten, eine Handlung täglich durchzuführen. Nur so kann es eine Gewohnheit werden.
- Befolge die **6 Schritte**, um Gewohnheiten zu bilden. D. h. du wählst erst einmal 3 - 4 Gewohnheiten aus. Diese praktizierst du für mindestens 30 Tage. Dabei gibt es gute Hilfsmittel, wie die Webseite Stikk.com.
- Das **Nummer eins Problem** bei Gewohnheiten ist, dass wir sie leicht vergessen. Deswegen ist eine wichtige Aufgabe, dass wir dem entgegenwirken. Dies kannst du beispielsweise durch eine morgendliche Visualisierung machen. Du kannst auch „Gewohnheiten stapeln" – es gibt einige gute Möglichkeiten.
- Es ist gut, wenn du dir **Meilensteine** setzt und dich dafür belohnst. Der erste Meilenstein ist, dass du 30 Tage lang eine Gewohnheit durchhältst. Wenn du das geschafft hast, belohne dich. Dann nimm dir den nächsten Meilenstein vor.
- Spüre immer in dich hinein, ob die

Handlung schon eine Gewohnheit geworden ist oder nicht. Woran erkennst du das? **Gewohnheiten laufen automatisch ab**. Wenn eine Aktion eine Gewohnheit geworden ist, hast du keine Mühe, sie zu praktizieren. Im Gegenteil, wenn du eine Gewohnheit nicht machst, fühlst du dich seltsam. Es fehlt etwas. Zum Beispiel ist das morgendliche Zähneputzen eine Gewohnheit. Wenn du deinen Zähnen mal nicht putzt, fühlst du dich seltsam. Du denkst: „Ich muss meine Zähne putzen." Wenn du also neue Handlungen als Gewohnheiten etablieren möchtest, so spüre nach.

- **Je mehr positive Gewohnheiten du in dein Leben bringst, desto besser wird dein Leben sein**. Fange klein an und wähle 3 - 4 Gewohnheiten aus. Bleibe dabei nicht stehen: Wenn du diese Gewohnheiten gebildet hast, wähle neue Gewohnheiten aus. Wie gesagt: je mehr, desto besser!

DU GEHÖRST ZU AUSSERGE-WÖHNLICHEN 3,2 %

„Nicht das Beginnen wird belohnt, sondern einzig und allein das Durchhalten."

Hörst du den Applaus? Er ist vom Autor! Du hast ihn verdient. Warum? Weil nur 10 % aller Leser über das erste Kapitel eines Buches hinauskommen, und du hast sogar das ganze Buch gelesen. Du bringst also Sachen zu Ende – ein wichtige Fähigkeit. Zudem zählst du zu der besonderen Gruppen von Lesern, die in Ratgebern schmökern: Nur 32 % tun dies. Da haben wir übrigens etwas gemeinsam: Ich liebe Ratgeber ebenfalls! Das zusammengerechnet, gehörst du zu ausgewählten 3,2 %. Na, wenn das keinen Applaus wert ist!

Ich habe viel Herzblut in dieses Buch gelegt. Deswegen freut es mich, dass du es so interessant fandest, es bis hier zu lesen. Das gibt mir den Mut, dich um einen kleinen Gefallen zu bitten: Er kostet dich nichts, würde mir aber enorm helfen: **Würdest du dir ein oder zwei Minuten deiner Zeit nehmen und eine schnelle Rezension schreiben?** 2 oder 3 kurze Sätze reichen aus. Du kannst sie auf der Buchseite verfassen. Vielleicht erscheint es unwichtig, aber jede einzelne Bewertung zählt. Dein positives Feedback hilft mir, weiterhin als freier Autor zu arbeiten und Bücher zu schreiben, die den Menschen helfen.

Vielen lieben Dank!

Detlef Beeker

Webseite des Autors: http://detlefbeeker.de/

PS: Wenn dir etwas an dem Buch *nicht* gefallen hat, lass es mich wissen. Jede Art von Feedback ist für mich wertvoll. Schreibe mir einfach eine E-Mail an detlef@detlefbecker.de.

---

[1] https://www.kiga-berlin.org/Dokumentationen/auschwitz/Pages/hi09.html

[2] Holm, J., and K. Holroyd. 1992. "The Daily Hassles Scale (Revised): Does It Measure Stress or Symptoms?" Behavioral Assessment 14:465–482..

[3] Telomere-Forschung befasst sich mit dem Altern. Sie ist sehr aktuell und hat sehr genau herausgefunden, was uns altern und krank werden lässt.

[4] How Does Stress Affect Us?" *American Psychological Association*. Accessed: January 30, 2010.

[5] https://theheartysoul.com/secret-weapons-against-stress/

[6] https://www.arbeitsschutz-portal.de/beitrag/asp_news/5569/grafik-zahlen-daten-fakten-zu-stress-am-arbeitsplatz.html

[7] Siehe dazu das großartige Buch: Scott/Davenport: 10-Minute Mindfulness: 71 Habits for Living in the Present Moment.

[8] http://bit.ly/2HRAaJO

[9] http://bit.ly/2HRAaJO

[10] http://www.mindfulschools.org/about-mindfulness/research/

[11] http://bit.ly/2owan1z

[12] http://bit.ly/2EYlZER

[13] http://bit.ly/2ovzVMo

[14] http://bit.ly/2eigk0h

[15] http://bit.ly/2CNwCo6

[16] http://bit.ly/1ULNEJS

[17] http://bit.ly/2F3moBN

[18] https://www.amazon.com/dp/0345472322/

[19] Seligman / Stehen / Park / Peterson (2005): "Positive Psychology Progress: Empirical Validation of Interventions", *American Psychologist*, 60(5), 410–421.

[20] Seligman (2011): *Authentic Happiness: Using the New Positive Psychology to Realise Your Potential for Lasting Fulfilment.*

[21] Ich habe die folgenden Tipps aus dem Buch "10-Minute Mindfulness: 71 Habits for Living in the Present Moment" von Scott und Davenport entnommen.

[22] Siehe dazu *Scott, S.J.; Davenport, Barrie: 10-Minute Mindfulness: 71 Habits for Living in the Present Moment.*

[23] Möchtest du mehr wissen? Schau hier: Gesundheitsrisiko Sitzen.

[24] Diese Übung stammt aus dem Buch "Mindfulness at Work for Dummies".

[25] Siehe dazu Scott, S.J.: "Habit Stacking™: 127 Small Chan-

ges to Improve Your Health, Wealth, and Happiness."

Printed in Poland
by Amazon Fulfillment
Poland Sp. z o.o., Wrocław

69179847R00101